《是真的吗·常见病认知误区》丛书

名医正解高血压病

主编 董 新

陕西新华出版传媒集团

陕西科学技术出版社

图书在版编目（CIP）数据

名医正解高血压病 / 董新主编. —西安：陕西科学技术出版社，2015.7

（是真的吗·常见病认知误区）

ISBN 978 - 7 - 5369 - 6396 - 2

Ⅰ．①名 …　Ⅱ．①董…　Ⅲ．①高血压—防治　Ⅳ．①R544.1

中国版本图书馆 CIP 数据核字（2015）第 044805 号

《是真的吗·常见病认知误区》丛书

名医正解高血压病

出 版 者	陕西新华出版传媒集团　陕西科学技术出版社	
	西安北大街 131 号　邮编 710003	
	电话(029)87211894　传真(029)87218236	
	http://www.snstp.com	
发 行 者	陕西新华出版传媒集团　陕西科学技术出版社	
	电话(029)87212206　87260001	
印　　刷	陕西思维印务有限公司	
规　　格	787mm×1092mm　1/16	
印　　张	7	
字　　数	90 千字	
版　　次	2015 年 7 月第 1 版	
	2015 年 7 月第 1 次印刷	
书　　号	ISBN 978 - 7 - 5369 - 6396 - 2	
定　　价	25.00 元	

主 编 简 介

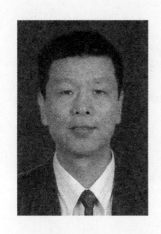

　　董新，西安交通大学第二附属医院心血管内科副主任，主任医师，医学硕士。陕西省生物医学工程学会心律学专业委员会副主任委员，陕西省医学会心电生理与起搏分会副主任委员。1985年毕业于原西安医科大学医疗系，在第二附属医院心内科工作至今，1996年获硕士学位。1999年赴首都医科大学北京朝阳医院心脏中心进修学习，2011年曾赴台湾阳明大学、台北荣民总医院研修学习。在长期的临床工作实践中，奠定了坚实的临床工作基础和较强的处理急危重症及疑难病例的能力，擅长高血压、冠心病、心律失常、心力衰竭等心血管疾病的诊断与治疗。系统地学习并掌握了现代心血管疾病介入治疗理念及操作规程，能熟练完成包括冠状动脉支架安置术、心脏起搏器及植入式心脏转复除颤器安置术、先天性心脏病的介入治疗及室上性心动过速射频消融术等心血管疾病介入诊疗手术。承担及参加国家及省级科研课题8项，主持1项陕西省科学技术研究发展计划社科攻关项目，近年来共发表论文30余篇，参编专著3部，一部任副主编。

前言 Preface

　　原发性高血压是一种常见病、多发病，是人类健康的最大威胁之一。中国大约有 2 亿人患高血压。但人们对高血压的知晓率只有 30％，治疗率 24％，控制率仅为 6％。这就意味着约有1.3亿高血压患者不知道自己患有高血压，在已知自己患有高血压的人群中，也有约 3 千万没有治疗；在接受降压治疗的患者中，有75％血压没有达到目标水平，因此高血压防治任务仍十分艰巨。我们知道高血压是冠心病的一个重要的危险因素，若一个人患高血压，他患心脏病的危险性就增加了 210％。高血压也是脑中风的主要危险因素，中国现有 700 多万脑中风的病人，新病人每年以 150 万的速度增加。另一方面，只要血压下降 10％，就会减少心脏病发作机会的 30％，若一个人从 35 岁开始就把自己的血压控制在正常范围，即使控制在正常偏高的水平，仅这一项就可以延长寿命 5 年。

　　高血压并不可怕，可怕的是很多人对它的认识和防治仍有很多误区。许许多多貌似科学的误区仍在广为流传，灌输给人们错误的观念，贻误高血压的有效诊治。这些误区不但导致高血压患者不能早期就诊，更使很多已确诊的高血压患者血压长期得不到控制。因此这些误区犹如雷区，不能踏入，如您已经踏入，就应该争取及早摆脱。所以，高血压防治的关键是建立正确的高血压防治认知，到正规医院得到正确的指导和治疗，切忌有病乱投医，方能达到最好的防治效果，并可避免造成患者的经济损失。

随着我国实现小康社会步伐的加快,人们越来越关注健康,越来越关注生活质量和生命质量。为了满足广大读者渴望正确防治高血压的需求,我们精心编写了这本书,以期帮助大家走出对高血压认识和治疗中的误区,希望它能够成为广大群众,尤其是高血压患者的益友。

需要特别指出的是,书中标题都是以错误的认知呈现的,其错误的原因及正确的认知在"正解与忠告"中得以诠释。

本书内容深入浅出、通俗易懂、防治结合、以防为主、重点突出。在写作方面力求集科学性、知识性、趣味性、实用性于一体。然而,由于笔者水平所限,缺点、错误在所难免,敬请读者不吝指正。

编　者

2014 年 8 月

目 录 Contents

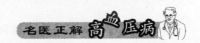

1 只要测的血压高了就是高血压

❓认知误区

40岁的小陈是一名企业高管，年纪轻轻就已经是老板手下的得力员工，因工作努力备受老板赏识。然而去年底全力冲刺完成年底的业绩后，小陈年初体检时却被医生告知血压升高，竟达到157/110毫米汞柱。小陈被这个数值吓坏了，认为自己患上了高血压。

正解与忠告

在我国，高血压的发病占人口总数的20％左右，称得上是常见病。然而，人们对它的认识，尚存在着不少误区，一旦发现自己的血压高于正常范围，就会不由自主地将其与脑中风、冠心病、肾衰等并发症联想在一起，从而产生恐慌，并由此引发焦虑。

那么，体检测量一次发现血压升高就意味着患上高血压了吗？就需要赶快服用降压药物吗？其实这样的理解是错误的，一次血压升高并不意味着就是高血压病，切莫大惊小怪！血压升高、

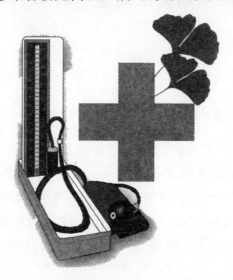

高血压是两个不同的概念,世界卫生组织及心脏学会组织将 140/90 毫米汞柱设定为高血压的界限,正常人在平常的应激状态下很容易突破这个数值。比如说在跑步机上运动时,最高心率可达 170 次/分以上,血压也可飙升至 180/110 毫米汞柱,但停止运动后血压可自行回落至正常数值。所以,偶尔一次的血压升高并不能诊断高血压病。血压升高维持了一段时间,无论在家里、诊室或是动态血压监测,任何一种状态所测的血压值都超过 140/90 毫米汞柱,就称之为"高血压"。如果一个人的初次血压读数增高,应该再重复测定一次,在随后两天内的不同时间至少再测定两次,以证明血压增高确实是持续存在。一定要排除心理紧张,比如有一类"白大衣高血压",平时正常,一看见穿白大衣的医生血压就高。因此不是偶尔测量一次血压升高就一定是高血压。

如果您在体检时偶尔测得血压高于 140/90 毫米汞柱,那您也不应该不管不顾,应该在随后的几天中选择不同时间点多测测血压,如果超过 3 次以上高于正常,您就应该及时找专科医生诊治,这时您真的有可能患上了高血压。

② 高血压与高血压病是一回事

❓ 认 知 误 区 ●

高血压其实和高血压病是一个概念,只是叫法不同。

📝 正解 与 忠告 ●

在现实生活中,不少人常把高血压和高血压病混同起来,认为只要发现高血压就是高血压病,或者把高血压病简称为高血压,其实它们是两种不同的概念。世界卫生组织把高血压标准定为:正常成年人血压≥140/90 毫米汞柱。如果连续 3 日在早晨起床前测的血压≥140/90 毫米汞柱,就可以诊断高血压,但高血压

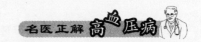

并不等于高血压病。

高血压只是一个症状，不能算是一种独立的疾病。许多疾病如急慢性肾炎、肾盂肾炎、甲状腺机能亢进、嗜铬细胞瘤、柯兴综合征、原发性醛固酮增多症等，都可能出现血压升高的现象。但由于这种高血压是继发于上述疾病之后，通常称为继发性高血压或症状性高血压。

高血压病是一种独立的疾病，又称原发性高血压，是病因尚未十分明确而以血压升高为主要临床表现的一种疾病，约占高血压病人的90％以上。其发病原因目前尚不完全清楚，临床上以动脉血压升高为主要特征，但随着病情加重，常常使心、脑、肾等脏器受累，发生功能性或器质性改变，如高血压性心脏病、心力衰竭、肾功能不全、脑出血等并发症。

由于病因病理不同，治疗原则也不同。高血压病只有积极控制血压，才能有效的防止并发症。而继发性高血压首先是治疗原发病，才能有效的控制高血压的发展，仅用降压药控制血压是很难见效的，所以，临床上遇到高血压病患者，必须排除其他疾病所导致的，才能诊断为高血压病。无论是原发性还是继发性高血压都应积极治疗，但治疗方法却不同，故对两种疾病的鉴别诊断尤为重要。

③ 没有症状血压就不高

❓ 认知误区

有很多患者不定期监测血压，认为只要平时没有不适感觉，血压就一定不高。

正解与忠告

血压的高低与症状的多少、轻重并无平行关系。有的病人，特别是长期高血压病人由于对高血压产生了"适应"，即使血压明显升高,仍可不出现任何不适感觉。还有相当一部分高血压病病人没有任何症状,甚至血压很高也如此,但当血压下降后反感不适,此时只要使降压速度减慢些,坚持一段时间其不适感会逐渐消失。所以,有时血压降低也会出现头昏等不适,若不测量血压而盲目地加量,反而不利,为此可能延误治疗,而此种现象对病人的健康却潜在着严重的威胁,甚至导致并发症的发生。为此,高血压病人应主动定期测量血压,如1周至2周,至少测量血压1次。以便采取相应的措施,不能"凭着感觉走"。当然,最好是自己有个血压计,并学会自测血压,这样既方便又能及时了解血压变化情况。

4 老年人才会得高血压

❓ 认知误区

高血压是老年病,人到了老年,由于身体机能和健康状况的下降,到那时才有必要提防高血压的"光临"。

📄 正解与忠告

有些人认为,自己年轻力壮,高血压是老年人的专利,与自己无关。的确,年龄是高血压病发病的一个重要危险因素,但是并不是到了五六十岁才要注意血压。临床流行病学发现,40岁以上患高血压者比40岁以下者高出3.5倍之多,而从临床上看,近年来高血压发病有呈年轻化的趋势,40岁至45岁的患者近年来明显增加。

工作与生活压力增大,可能是引起城市中高血压年轻化的重要因素之一。注意力高度集中,过度紧张的脑力劳动、心理压力过大或工作环境刺激性大均易患高血压,因为神经紧张会导致体内交感神经和肾上腺髓质活动增强,导致人的血压升高。

以前的医学资料经常提到,司机、财务会计人员最容易患高血压,因为他们从事的职业压力大,经常处于精神紧张的状态。然而现在在许多大都市,很多人自身"既是司机,又是财会",因为他们既自己开车,又热衷于股票房产等投资活动,加上都市节奏快、竞争激烈,所以精神压力大,血压也不知不觉的升高了。

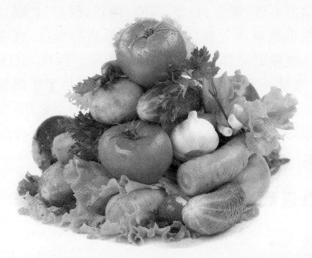

另外,不少年轻人经常上网,周末或长假期间经常熬夜打游戏、打麻将,生活无规律以及酗酒等不良生活习惯,都可能导致高血压发病出现年轻化趋势,因此,并不是只有老年人才得高血压。

⑤ 高血压很难早期发现

❓ 认知误区

高血压被誉为"无声的杀手",因此很难早期发现,一发现多半都已经有靶器官损害或并发症了。

正解与忠告

高血压病有"无声杀手"之称,早期可无特殊不适,而一旦出现心脑血管并发症,则严重威胁生命,影响生活质量。高血压病在疾病的早期症状往往不明显,或者即便出现头晕、头痛、颈后紧张等血压升高引起的症状,患者却多以为是休息不好、工作累、长时间看电脑、精神紧张或颈椎病等引起,而没有想到可能是高血压所致,因而不容易被人们发现。

其实高血压的早期发现并不是很难。每年体检 1~2 次,或者发现头、颈部不适、疲劳、心悸、耳鸣、眼花、健忘、失眠、烦闷、注意力不集中、四肢麻木等症状时就应该想到高血压,就应及时测量一下血压,这样就可以及早发现高血压病。因此,血压正常的成年人每年测量一次血压;高血压的高危人群每半年测量 1 次血压;高血压患者至少每月、最好每周定期测量一下血压;血压不稳定的患者,最好每天测量 1~2 次血压。这对高血压病的早期诊断十分重要。

6 高血压都没有症状

❓ 认知误区

高血压被叫做隐形的杀手,因此得了高血压都没有太多的症状。

正解与忠告

当患者出现莫名其妙的头晕、头痛或上述其他症状的,都要考虑是否患了高血压病,应及时测量血压。

高血压病的症状,往往因人、因病而异。早期多无症状或症状不明显,偶尔在体格检查或由于其他原因测血压时发现,其症状与血压升高程度并无一致的关系,这可能与高级神经功能失调有关。有些人血压不太高,症状却很多,而另一些患者血压虽然很高,但症状不明显。高血压病的常见症状有:

(1)头晕:头晕为高血压最多见的症状。有些是一过性的,常在突然蹲下或起立时出现,有些是持续性的。头晕是高血压患者的主要痛苦所在,其头部有持续性的沉闷不适感,严重的妨碍

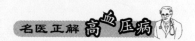

思考,影响工作,对周围事物失去兴趣。当出现高血压危象或椎
－基底动脉供血不足时,可出现与内耳眩晕症相类似的症状。

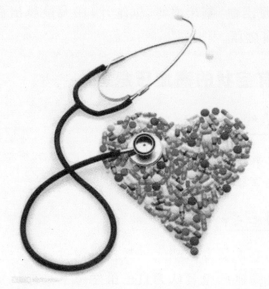

(2)头痛:头痛亦是高血压常见症状,多为持续性钝痛或搏
动性胀痛,甚至有炸裂样剧痛。常在早晨睡醒时发生,起床活动
及饭后逐渐减轻。疼痛部位多在额部两旁的太阳穴和后脑勺。

(3)烦躁、心悸、失眠:高血压病患者性情多急躁,遇事敏感、
易激动。心悸、失眠较常见,失眠多为入睡困难或早醒、睡眠不
实、易惊醒。这与大脑皮层功能紊乱及自主神经功能失调有关。

(4)注意力不集中,记忆力减退:早期多不明显,但随着病情
发展而逐渐加重。表现为注意力容易分散,近期记忆力减退,常
很难记住近期的事情,而对过去的事如童年时代的事情却记忆
犹新。

(5)肢体麻木:常见手指、足趾麻木、皮肤如蚁行感或项背肌
肉紧张、酸痛。部分患者常感手指不灵活。一般经过适当治疗后
可以好转,但若肢体麻木较顽固,持续时间长,而且固定出现于某
一侧肢体,并伴有肢体乏力,抽筋、跳动时,应及时到医院就诊,预
防卒中发生。

（6）出血：较少见。由于高血压可致动脉硬化，使血管弹性减退，脆性增加，故容易破裂出血。其中以鼻出血多见，其次是结膜出血、眼底出血、脑出血等，据统计，在大量鼻出血的患者中，大约80%患高血压。

7 没有症状的高血压危害小

？ 认知误区

医生说我得了高血压病，但我没有任何不舒服。所以我的高血压对我危害很小。

正解与忠告

著名的心血管专家胡大一教授曾说过，没有症状不等于没有危险。很多高血压患者认为自己虽然患了高血压病，但平时无任何不适，因此高血压对自己的危害很小。其实这样的观点是错误的。我们说一般情况下，如果一个正常人血压突然升高，多半会出现头晕、头痛、恶心等不适。您没有明显的症状恰恰说明您对这样的血压已耐受，而且多半时间已经很长了，因此极有可能已经出现了不可逆的靶器官损害情况，甚至出现了某些并发症。因为，长期血压升高会导致动脉硬化，引起心脑肾损害。等有了并发症再治疗已经不可逆转。

其实无症状性高血压在临床上并不少见，其主要特点，一是患者平时身体强壮，很少去医院看病，不知道自己患有高血压；二是此类患者多为年轻人，尤其是年轻白领，平时工作忙，压力大，熬夜多，生活不规律，偶有不适也总与累联系起来；三是这种血压通常呈阶梯状缓慢上升，由轻度到中度再到重度逐渐升高，由于患者对这种缓慢升高的血压已经适应，即使血压已很高，也无任何症状和不适，仍日复一日在激烈的竞争中拼搏，不知道自己身上已隐藏着危及生命的定时炸弹。随着年龄的增加，心、脑血管

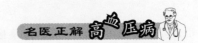

逐渐发生硬化,脆性增加,弹性减弱,在进行高强度的活动或情绪激动时,血压会迅速上升导致严重的心脑血管意外甚至猝死。因此无症状高血压是一种很凶险的疾病,它比有症状的高血压具有更大的危险性。

8 父母患有高血压必定要得高血压

认知误区

高血压是一种遗传病,因此父母有高血压病,其子女一定也会得高血压病。

正解与忠告

很多高血压患者在就医时第一句话就是唉声叹气:"我父亲(母亲)有高血压,没办法。"似乎得高血压这个病完全是遗传因素所决定,不可避免。其实,把自己的病因全部都归结于遗传的头上,这种认识是非常错误的。

高血压有没有遗传因素呢?答案是肯定的。双亲血压都正常,子女患高血压的几率约为 3%,一方患有高血压病,子女的发病率可升高达 25%,而当父母双方均患高血压病时,子女的发病率可高达 45%～55%。

不过,高血压不同于那些单基因遗传病,如血友病、多囊肾等。也就是说,高血压患者的后代中有部分人存在发病倾向,即所谓某些基因存在变异。但是即使这部分也未必会 100% 患高血压病。这是因为,高血压病一方面受遗传因素影响,另一方面受环境因素影响,包括生活习惯、社会因素、气候等等,他们在高血压的发病中起着与遗传因素同等重要的作用。因此,高血压病也称为生活方式相关疾病。

原发性高血压确实与遗传有很大的关系,但并不是必定发展为高血压病。例如一位患者,其父母均患有高血压,但他很"幸运"未患上高血压病。原来这位患者每天生活规律，注重在工作中做到松弛有度，平时性格开朗，坚持每天运动，不吃"垃圾食品"，体重数十年保持恒定，"幸运"是因为他有健康的生活方式。因此，高血压病是一种生活方式相关性疾病，虽然与遗传因素有一定关系，但绝对不是"命中注定"。保持健康的生活方式，是可以降低高血压病的发病风险的。

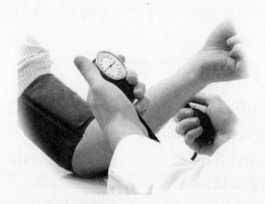

所以说，要摆脱高血压的阴影，很大程度上取决于自己。世界卫生组织1991年向全世界宣布：个人的健康和寿命60％取决于自己，15％取决于遗传，10％取决于社会因素，8％取决于医疗条件，7％取决于气候的影响。我们只要做到合理膳食，适量运动，戒烟限酒，心理平衡这四大基石，完全能够预防高血压病的发生。

9 有遗传史未必早发病

？认知误区

从上大学开始，小秦就知道自己遗传了父亲的高血压。不过，他从来没把它当回事。"不就是血压高点吗？我爸年轻时身

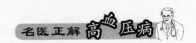

体好好的,到了六七十岁才吃药。"抱着这样的想法,工作将近 10 年了,就算每年体检都检出高血压,他都始终坚持不做治疗。

正解与忠告

有高血压家族史的年轻人常认为,父母有高血压,可他们到老了才发病,足以证明高血压对年轻人没有危害。有些人更觉得,即使有遗传倾向,也未必会发病,不用那么担心。然而,和普通人相比,有家族遗传史的人发病率确实要高出很多。目前高血压年轻化趋势愈演愈烈,其中 60% 的患者就有家族遗传史,这和以前是不能比的。上一辈的人生活相对简单,压力小,血脂血糖高的也不多,引起高血压的危险因素相对要低得多,即使有家族遗传史,可能也会在中老年发病。从现有的情况来看,作为一个出生在高血压家庭的孩子,对高血压的防治决不能不重视,最好从小预防、长期坚持,否则高血压就会提早登门拜访。

10　人老了,血管僵硬了,血压高点没关系

认知误区

我今年 74 岁了,近年来血压已接近临界值,今年更是跨界达到 150/90 毫米汞柱,家人都劝我看病吃药,但我觉得,老人血压高点没关系

正解与忠告

不少人误以为随着年龄的增长,血压随之增高是一种生理现象;认为年龄越大,高血压的诊断标准相应地越高。这一错误认识在老年人群中尤为突出,有些高血压也因此得不到正确诊断和有效治疗。

高血压的诊断标准是:收缩压大于等于 140 毫米汞柱和/或舒张压大于等于 90 毫米汞柱。高于这个标准都应该治疗。随着

年龄增长,人体内的大小血管会出现程度不同的弹性下降(或称为动脉硬化)。通常,收缩压在中年后会持续升高,舒张压则在进入老年后因大动脉硬化而不再上升,甚至有所下降。一些人想当然地认为,年龄增长血压增高是自然现象,不必服药治疗。血压水平随着年龄升高绝非必然,更不能称为自然升高,而是一种病理现象,有非常严重的后果,老年人的高血压的特点,就是其中部分人只是收缩压升高,而舒张压是正常的,被称为单纯性收缩期高血压。无论是单纯收缩压升高还是收缩压和舒张压都升高的老年高血压病人,都应积极控制血压。这对降低其心脑血管疾病的发作率和死亡率是有益的。而且,很多老年病人在患高血压的同时还伴随有高脂血症、糖尿病、心力衰竭、肾功能不全等疾病,如果血压控制不好,血压就"助纣为虐",使这些疾病对人体的伤害大大增加。

11 瘦人不会得高血压

❓ 认知误区

胖人才会得高血压,而瘦人比较安全,不易患上高血压。

正解与忠告

虽然相对来说,肥胖者比瘦人更容易患高血压,但并不意味着瘦人与高血压无缘。高血压的发病机制比较复杂,其中包括遗传因素、环境因素、饮食因素等多种因素,从发病类型来说,可分为原发性高血压和继发性高血压两种,所以肥胖并非是唯一的决定因素,不是只有胖子才会患高血压病,尤其是继发性高血压患者中,体型瘦弱者也并不少见。

另外,据美国一项流行病学调查发现,如果瘦人得了高血压,病情发展可能比患高血压的胖人更严重。在同样患高血压的情况下,瘦人比胖人更容易出现心脏病发作和脑中风。瘦人平时觉得自己很安全,因此常会忽视血压测量,甚至出现头痛、头晕等症状时也不会想到去测量一下血压。往往在他们知道自己患高血压时,病情发展已出现心、脑、肾等靶器官损害。从这个意义上说,瘦人患高血压有时反而更危险。因此,体型偏瘦的人不要忽视对自身血压的定期监测。

12 瘦人得高血压危险小

?认知误区

俗话说"有钱难买老来瘦",瘦人一般身体素质都比较好,因此,瘦人即使得了高血压,危险性也比胖人小。

正解与忠告

以往人们认为,胖人患心血管病、得严重高血压的机会要多得多。很多瘦人自我安慰:有钱难买老来瘦! 但老来瘦并非越瘦越好。随着科学的进步,人类对自身认识也在不断深入,高血压专家发现,瘦人不但不是没有高血压的危险了,反而中风及死亡的危险性增加。据美国心脑血管病专家的研究结果显示,对于收缩压在 160 毫米汞柱以上的较瘦男人,最终死于心脑血管病的,比血压处于相同高度的肥胖男人多得多。因此,同是高血压,瘦人更危险!

高血压是常见病多发病,是危害中老年人健康的"第一大杀手",是诱发心脑肾等重要脏器出现严重并发症的危险因素。同是高血压,为什么瘦人比胖人更容易出现心肌梗塞、心脏猝死和脑中风呢? 这是因为:

(1)瘦人高血压患者死亡率较高,是由于末梢血管的阻力比胖人高,其结果会助长血压升高,增加降压治疗的难度。血管的阻力增高后更容易出现心衰、心肌梗死、心脏猝死和脑中风。

(2)有些瘦人从不认为自己会得心血管疾病,平日里就会忽视对血压的监测和自我保健,当发现疾病时往往已经很严重了。另外,常规药物在瘦人身上产生的疗效比胖人差,因此提倡瘦人更要及早关注自己的血压。

(3)在性情、心理素质方面,瘦人一般脾气比较急躁,容易发怒,更易造成血压大起大落,加重心、脑血管的损伤,从而诱发心脑血管病。

(4)瘦人出现高血压的平均年龄比胖人大,因而其他与年龄相关的并发症,如血管硬化、心脏代偿性肥大等,相对也比较明显。血管硬化使动脉本身的弹性降低,弹性差影响大动脉缓冲血压变化的潜力,也增加血液通过小动脉时受到的阻力。其结果都会助长血压升高,增加降压治疗的难度。最终死于心脑血管病的,比血压处于相同高度的胖人多得多。

(5)降压治疗方面,瘦人由于体重轻、皮下脂肪少,常规降压药物在瘦人身上产生的血压波动性大,副反应也常较为明显。如果照搬降压药物方案,又缺乏对疗效的及时监测,往往容易延误病情,加重高血压对血管内皮细胞的损害。

(6)患高血压的瘦人如果还伴有其他疾病,和患高血压的胖人相比,这些疾病更能助纣为虐,加速心血管病情恶化。风湿性关节炎就是其中一例,它会增加瘦人心脏病发作的机会。

综上所述,同是高血压,瘦人更危险! 所以,瘦人患高血压,应当特别重视心血管疾病的危险性。密切观察和控制血压,定期监测血压,在医生指导下选择并坚持服用有效的降压药物。

13 医院量血压比在家准

? 认知误区

家里买的血压计不好,自己在家测不准,医院里面大夫量的血压才准。

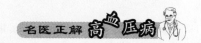

正解与忠告

　　不少高血压患者平时自己不测血压,而是每月去看病取药时让诊所医生测一次血压。他们认为自己测血压不准,诊所医生测压最准。这种认识是错误的。他们不知道在医院这一特殊环境下测量血压时,有的患者会因看到穿白大衣的医生、护士而不由自主地产生紧张,从而使血压升高。而家庭自测血压介于诊所测压及24小时动态血压之间,与动态血压之间无明显差异,而诊所测压与动态血压之间有明显差异。因此,比较准确的是患者在家自测血压。通常情况下,家庭自测血压比诊室血压会低5～10毫米汞柱。

　　在医院和在家中测血压,结果是有一定差别的。一般,医院诊室测量的血压值偏高,容易过度诊断高血压,医生也有可能给予一些不必要的药物治疗。因此,对于诊断高血压,以及明确服用降压药物的效果,可以通过家庭血压测量来补充。

　　专家推荐在家里用经国际标准化认证的上臂式电子血压计进行测量,不推荐腕式或手指式血压计。有很多人因为就医紧张,在医院测量的血压数值高,而在家庭测量的血压不高,这叫"白大衣性高血压"。

14　血压高不高,可以凭感觉估计来

认知误区

　　我的感觉很准,只要血压一高,我就知道,因此,我凭感觉就能知道我最近血压高不高。

正解与忠告

　　事实上,血压的高低与症状的多少、轻重并无平行关系。有的患者,特别是长期高血压患者,由于对高血压产生了"适应",即

使血压明显升高,仍可不出现任何不适。误认为只要没有什么感觉,血压就一定不高。还有相当一部分高血压患者没有任何症状,甚至血压很高也如此,但是当血压下降后反而感到不适,此时,只要使降压速度减慢,坚持一段时间其不适症状就会逐渐消失。所以,有时血压降低也会出现头晕等不适,若不测量血压而盲目地加量,反而不利,并有可能延误治疗,而此种现象对患者的健康是严重的潜在威胁,甚至导致并发症的发生。

流行病学及临床研究结果均提示,血压升高本身是导致心、脑、血管事件的最重要因素,降低血压即可降低心血管事件的发生率。人体对血压的耐受性各不相同,有相当一部分的高血压患者在早期无任何临床症状,将症状与病情轻重或与血压高低完全视为正比关系是完全错误的,这样不利于血压的平稳控制。正确的做法是如果您患了高血压就应该养成定期测量血压的好习惯,这样才能明确自己血压控制情况。

15 高血压是个人问题,与家庭环境无关

认知误区

我得了高血压是我个人的事,与我生活的家庭环境无任何关系。

正解与忠告

高血压病与生活方式有关,包括体力活动的类型、吸烟、肥胖、偏食、应激反应、敌视的人格特征和抑郁心理等。因此,从一个成年人的身上可以看到其父母、学校、配偶的习惯,以及所处的社会文化、经济、社区物质供应状况的影子。正因为如此,人们几十年养成的习惯,有着根深蒂固的家族性、社会性,即使患者想改变而家庭与饮食环境不支持,很难成功。其实家中出现一个高血压患者就应当全家人认真检查食盐、脂肪摄入,有氧代谢,家庭情

绪气氛等方面的问题,并加以纠正。这不仅是患者的治疗需要,也是预防家中的其他人(包括孩子)继续发病的需要。

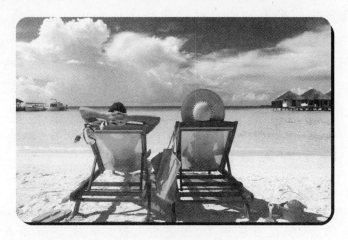

16 血压不高就无需定期测量

? 认知误区

虽然我60岁了,但是我体检时血压不高,所以我不需要经常定期测量血压。

正解与忠告

这种认识是错误的。我们知道,随着年龄的增长,人们患高血压的风险会明显增加。而且高血压病的发病隐匿,进展缓慢,初期几乎无症状或偶尔出现头昏、头晕现象,经过休息之后可自行缓解。只有当病情加重或有心脑肾并发症时才出现明显的临床症状。因此在疾病早期,如果没有及时测量血压的话,许多患者并不知道自己患了高血压病,久而久之使得病情进展并引起诸多并发症。有些高血压并发症是致命的,如高血压脑病、高血压危象、急性脑血管病和心肌梗死等。正是由于不少中年人疏于对血压的定期监测,而致患者失去了早期防治的机会。

我国开展的相关调查表明,目前对高血压的认知率、治疗率和控制率等三率仍处于低下状态,将近半数的急性脑血管病患者甚至在发病前都不知道自己已患高血压多年。这些都说明中老年应当特别重视对血压的监测,至少每年测定血压2～3次。特别是超重及肥胖者、口重(摄盐量大)者、长期吸烟和饮酒者,以及绝经期前后的妇女等高危人群,更需要重视血压的监测,最好每2～3个月测定血压一次。

17 胖子一定会得高血压

认知误区

我很胖,现在血压正常,但是有人说胖人都会得高血压,因此我很担心。

正解与忠告

在很多人的印象中,肥胖的人容易得高血压,似乎高血压对他们"情有独钟"。这种说法有没有根据呢?很多学者就这个问题做了相关研究,结果发现:肥胖的人得高血压病较不胖的人多2～3倍以上。在中年妇女高血压病患者中,肥胖的人占大多数,因为这种年龄多处在绝经期前后,受内分泌变化的影响较大,故容易得高血压病。同时内分泌的紊乱也极易趋向肥胖。

那么,肥胖与高血压病究竟有无关系呢?流行病学调查肥胖程度与血压呈正相关。肥胖患者可引起体内血容量及心排出量增加,肾素－血管紧张素系统活性升高引起小血管收缩,另外,可使肾上腺能活性增加致使分泌升压物质,这些原因均使血压升高。

但是血压是否升高,不能单纯从体型胖和瘦来确定。外形肥胖的人虽然易患高血压,但如果能注意劳逸结合,生活有规律,也不一定会得高血压。相反,外形消瘦的人如终日精神紧张、心神

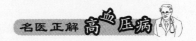

不宁,患高血压的可能性还是很大的。

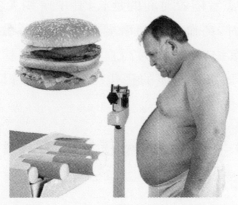

因此,肥胖的人不必过分顾虑自己是否易患高血压病。如果发现自己的体重增长过快,应该去找医生检查一下,查明发胖的原因。但适当地节制饮食,同时进行相应的体育锻炼,并定期测量血压,防患于未然,还是有益的。对易患高血压的肥胖患者,则应更重视积极防治和控制血压。

18 高血压与糖尿病无关

? 认知误区

高血压和糖尿病是两个独立的病,因此它们两个之间没有必然的联系。

正解与忠告

事实上高血压与2型糖尿病关系密切,近40%的2型糖尿病患者同时有高血压,而5%～10%的高血压病患者中同时有2型糖尿病。总之高血压病与糖尿病是独立的但又有着密切的关系。

高血压病与糖尿病的关系很复杂,常同时存在。有的人先发现糖尿病,有的人先发生高血压。一些患者患糖尿病10余年后尿中出现白蛋白,血压逐渐升高。在高血压病患者群中,高胰岛素血症及糖耐量异常(又称"胰岛素抵抗"状态)比正常血压者明显要高。这部分患者随着时间的延长,其中一些人将逐渐发展成2型糖尿病。同时,高血压病患者要注意保护肾脏,当合并糖尿病时,更要注意保护肾脏,因为高血压加上高血糖,更易损伤肾脏,发生蛋白尿,加快肾功能的恶化。保护肾脏除降糖外更重要的是充分控制高血压。

19 人到 40 岁以后,收缩压每年增高 1 毫米汞柱是正常的

认知误区

人随着年龄增长,血压就会升高,因此人到 40 岁以后,收缩压每年增加 1 毫米汞柱是完全正常的。

正解与忠告

这种说法是完全错误的。如果按照这样的说法,那么 80 岁的老人收缩压 180 毫米汞柱也属于正常?这是 20 世纪 70 年代教科书上的话,但现在已根据临床及实验证实是错误的。至今持这种观点的人有很多,甚至一些老年医生也保留这种已经过时的、错误的观点。

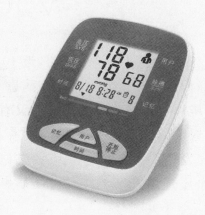

血压随年龄增长而升高是身体衰老的表现,但决不能视为正常。因为当收缩压超过 140 毫米汞柱时,对心、脑、肾等脏器就造成侵害,也就是现在指的单纯收缩期高血压的患者,若不能得到早期治疗就会引起高血压性心脏病——左心室肥厚、脑出血、肾衰竭等并发症。所以无论多大年龄收缩压≥140 毫米汞柱,舒张压≥90 毫米汞柱者,均应认为已患高血压病,需要进行治疗(药物或非药物)。

20 年轻人不会得高血压

❓ 认知误区

高血压是老年人的专利,年轻人是不会得高血压的。

📄 正解与忠告

高血压从发病原因上讲有两种类型,一是原发性高血压,即我们通常讲的高血压病。它的发病十分复杂,目前国际上对高血压发病机理的研究虽已深入到基因分子水平,但仍未彻底搞清楚,故称之为原发性高血压。这类高血压病人占全部高血压病人的 90％以上。另一类是继发性高血压,它的发病原因都是明确的,是因为患某种疾病,如慢性肾炎、肾功能衰竭、肾血管狭窄、原发性醛固酮增多症、嗜铬细胞瘤、柯兴氏病等,由于存在内分泌代谢紊乱而继发产生高血压,故称之为继发性高血压,这类高血压病,只要把原有疾病治愈,高血压也随之治愈。

有些人认为,自己年轻力壮,高血压更青睐老年人,与自己无关。事实上,相对而言,中老年人容易患高血压病,但是,随着人们生活水平的提高,生活环境及饮食结构的改变,年轻人也易患高血压。近年来我国高血压发病率逐年上升,特别是青少年患者悄然增加。通过对 14 岁青少年体质调查发现,男女学生中有相当数量的人血压偏高,且男 15 岁、女 14 岁后有明显增高的趋势。

如果把人分为两个年龄段,18～35岁为青年人,35～75岁为中老年人,则原发性高血压主要发生在中老年人,继发性高血压主要发生在青年人。所以不能错误地认为年轻人不会得高血压,如果发现有血压持续偏高,要及时去医院检查确诊。

21 得了高血压无所谓

❓ 认知误区

虽然我得了高血压,但不疼不痒,没有任何不舒服的地方,因此,根本就没什么。

正解与忠告

由于高血压起病慢,临床表现又非常隐匿,或没有症状,或只有轻微的头痛、头晕、视力模糊等症状,但一经休息,即可缓解,常不被引起重视。有的高血压患者,无视疾病存在,迟迟不愿进入"病人"角色。他们认为,血压虽高,但不妨吃,不碍喝,别听医生吓唬人,甚至还说,我的血压正合适,低了反而出毛病等等。他们不知高血压对人体的危害是日积月累的,如果不注意控制血压,时间一长,高血压就会给人体造成这样的危害:可以胀破脑血管引起脑出血;可以使小动脉痉挛,动脉硬化,引起脑梗死;可以发展为高血压心脏病、心衰;可以造成肾损害和尿毒症;还可以引起视网膜出血及老年性痴呆等。高血压有如此多的危害,所以必须要十分重视,要严格控制血压,预防并发症的发生。

22 得了高血压,从此生活一片黯淡

❓ 认知误区

自从得了高血压,一看到那些因为高血压而瘫痪在床的朋友、同事,一想到电视上、书上说的那么多高血压的危害,我就觉

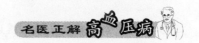

得我这辈子完了,生活还有啥意思。

正解与忠告

　　有的高血压患者看到亲友或者熟人同事因高血压致残或丧生,便惶惶不可终日,对自己的病异常敏感,格外关心,向医务人员刨根问底,向病友"咨询取经",有的甚至翻阅大量的书籍,渴望弄清疾病来龙去脉,企图主动把握病情,而不是顺从医生的治疗。有的患者常常一天测量好几次血压,甚至对正常的血压波动也耿耿于怀,寝食难安,使自己陷于"风声鹤唳,草木皆兵"的困境之中。更有甚者,他们情绪急躁,急于求成,西药、中药、偏方、验方来之不拒,恨不得于朝夕之间将病治好,他们恨病吃药,却常因血压骤降或药物的副作用引出很多麻烦。面对这样的患者,医师要做耐心细致的疏导工作,因为精神紧张本身就是引起高血压的一项危险因素,由惶恐心态所带来的危害已超过了高血压本身的危害。医生应该让患者明白,高血压是一个逐渐发生的过程,一般长达几十年,所谓"冰冻三尺,非一日之寒",这么长时间形成的高血压,一朝一日要降到正常是不可能的,也是不允许的。初诊者宜缓慢降压。

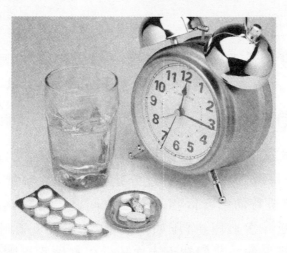

23 收缩压高不怕，只要舒张压正常就可以了

❓ 认知误区

我高压高一点，我听人说高压高点没关系，只要低压不高就好，就不会有什么危险。

📖 正解与忠告

长期以来认为高血压的危害性主要在于舒张压增高的观点应该纠正。新近的大量临床研究证实，收缩压增高的危害性远大于舒张压增高。脉压的增大（收缩压与舒张压之差）反映了老年人大动脉弹性减退、变硬，大动脉不能有弹性地调节血管内的血液，加重了血管的负担。因此，当老年患者低压逐步下降时，应注意控制自己的收缩压，若不及时控制自己的血压，大动脉硬化程度加重，收缩压将越来越高，而舒张压也会越来越低，造成血压很难控制的恶性循环。

24 血压高就紧张

❓ 认知误区

被确诊为高血压后，我一直担心自己的病，即便医生给开了药，我总是习惯性地频繁测血压，希望早点看到疗效。

📖 正解与忠告

有的患者在确诊高血压病后，过分关注自己的血压，频繁测血压，血压稍微升高一点，就过分紧张，不停地测量，结果越测血压越高；甚至有的患者因担心自己夜间血压升高，会定表每天夜间专门测量一次血压，血压如果正常，才继续安心睡觉。其实这样是完全错误的。我们知道人血压受很多因素影响，紧张情绪本

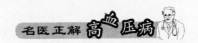

身就可以使血压升高,而且人 24 小时血压水平是不恒定的,有峰有谷,不同时间段量血压,其数值有所不同,而且也受气候、心理、身体因素的影响。患者不能血压不稳就紧张,我们知道高血压对人体的损害是一个漫长的慢性过程,偶尔的血压波动对人体的损害很小,因此大可不必紧张。如果遇到血压短时间内波动,首先应分析原因,去除诱因,并放松心情,如测量血压仍高于正常,正确的做法是,在医生的指导下调整药量。

25 不关注"立位血压"

❓ 认知误区

平常我吃降压药血压控制不错,但是每次坐的时间长了,一站起来就会头晕,但是我从来没测过站着的时候的血压。

正解与忠告

老年高血压还有一个特点就是血压波动大,同时老年高血压患者常伴有左心室肥厚、室性心律失常、冠状动脉硬化以及颅内动脉硬化等疾患,血压急剧波动时,可显著增加发生严重不良心血管事件的危险。

另外体位性低血压和血压昼夜节律异常在老年患者也更常见。在《老年高血压的诊断与治疗 2008 中国专家共识》中,体位性低血压的定义为:在改变体位为直立位的 3 分钟内,收缩压下降＞20 毫米汞柱或舒张压下降＞10 毫米汞柱,同时伴有低灌注的症状。美国同行对此的定义是:直立位收缩压下降＞10 毫米汞柱伴有头晕或者晕厥。在临床中,两个定义都可以参考。因为"体位性低血压"是很容易被漏掉的,而我们在强调达标的同时,如果不关注"立位血压",很有可能患者坐位或卧位的血压是达标的,而"立位血压"低了,就会产生低灌注的症状而导致比如晕厥、摔跟头等,所以在这个领域我们还强调老年人的特殊性。通常在老年收缩期高血压者伴有糖尿病、低血容量,应用利尿剂、扩血管药或精神类药物者容易发生体位低血压。老年高血压患者血压昼夜节律异常表现为夜间血压下降不足 10％(非杓型)或超过 20％(超杓型),前者发生率可高达 60％以上。与年轻患者相比,老年人靶器官损害程度与血压昼夜节律更为密切。

因此,在为老年患者治疗高血压的时候需要格外谨慎,在降压治疗时不仅要常规检测坐位血压,也要测量立位血压评估降压治疗的体位效应,以避免体位性低血压及过度降压。如存在体位性低血压时应根据立位血压判断血压是否达标。针对老年患者血压波动大的特点,动态血压监测有助于了解波动情况,条件允许时可作为老年高血压患者诊断与疗效监测的常规检查项目。

26 晚上睡着了,血压高点没事

认知误区

白天血压高,再加上容易兴奋、激动所以容易出危险,晚上人都睡着了,安静状态血压高点没事。

正解与忠告

通常情况下,人们夜间的血压要比白天的低。一般的规律是:在睡眠过程中较低,黎明时分血压开始升高,起床后更高,在傍晚时达到又一个高点,进入夜晚后又逐渐下降,白天最高收缩压为 130 毫米汞柱,夜间可降至 110 毫米汞柱左右。然而,有些高血压患者的夜间血压却下降较少,一些临床报告表明,这样的高血压患者较容易发生脑梗死。

夜间由于大脑等的耗氧量下降,血压也随之下降。如果血压无法下降,势必会加重心脏和血管等的负担。因此,夜间血压偏高者,便容易发生脑卒中。据分析,有些人的血压夜间难以下降,可能与自主神经功能紊乱、动脉硬化等有关。

由于一般人的血压都会在夜间有所下降，所以许多医生建议高血压患者睡前少服降压药物，以防止夜间血压过低。但对于具体患者，还应具体看待。鉴于在夜间血压下降较少的人群中，高龄高血压患者占了将近一半，所以这部分患者，尤其是收缩压高于150毫米汞柱者，则不可以停服或少服降压药，可在医生的指导下，选择一些长效的降压药，或适当增加服药次数。由此可见，了解自己夜间的血压变化情况，对高血压患者是非常重要的。

27 贫血不会得高血压病

？ 认知误区

贫血的人血管里的血少了，自然不会得高血压。

正解与忠告

由于贫血是指血液中红细胞总量减少，而高血压是指动脉血压升高，于是，便有人认为贫血的人血液减少不会得高血压。那么，贫血就不会得高血压吗？

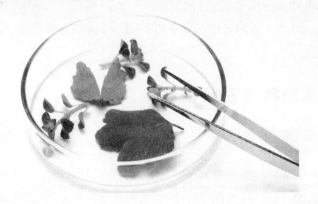

贫血是指全身循环血液中红细胞总量减少至正常值以下，在沿海和平原地区，成年男子的血红蛋白如低于12.5g/dl，成年女子的血红蛋白低于11.0g/dl，可以认为有贫血。12岁以下儿

童比成年男子的血红蛋白正常值约低 15％左右,男孩和女孩无明显差别。海拔高的地区一般要高些。

而高血压是常见的心血管疾病,指血压超过正常标准,即收缩压≥140 毫米汞柱和(或)舒张压≥90 毫米汞柱。高血压是一种以动脉血压升高为特征的慢性病,与贫血属不同概念。不能简单地说,贫血的人不会得高血压,贫血的人也存在得高血压的可能,贫血患者同样也会患高血压病。贫血常是指外周血中血红蛋白浓度、红细胞计数和(或)红细胞压积低于同龄和同性别正常人的最低值,而高血压病是常见的心血管疾病,是血压超过正常指标。二者是两个完全不同的概念。贫血患者同样有可能会得高血压病。

我们不妨打个比方,把人的血液看成加了果肉的饮料。贫血是指血液中血红蛋白含量降低,少于正常的水平,就好比果肉颗粒过少,达不到标准要求。而血压高指的是血液在动脉血管内流动时对血管壁造成的压力,就像冲进瓶子里的饮料对瓶子壁造成的压力,这个压力的高低跟果肉多少并无关系。所以,贫血与否,与高血压关系不大。只有急性大出血造成的急性贫血可能伴随低血压或休克,但那也不是贫血本身引起的,而是血液整体丢失造成的。因此,贫血的人照样可以患高血压,有家族史者尤其要注意预防。

28 儿童时无需预防高血压

？认知误区

高血压病是中老年人的"专利",发病也到 40～50 岁了,因此成人才需要预防高血压,儿童时期的生活方式与以后血压高低无关,因此小孩不需要预防高血压。

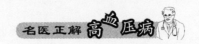

正解与忠告

高血压是成人的常见病,但近年来儿童的高血压病患病率也在逐年的升高,另有研究发现成人高血压患者在其儿童时期已存在高血压的危险因素,如肥胖、不健康饮食等,尤其当6～9岁儿童血压≥122/78毫米汞柱,10～12岁≥126/82毫米汞柱,其成年后患高血压的概率大大升高。因此,预防高血压要从现代社会中生活条件优越的孩子抓起。

针对遗传调查发现,在父母双方均有高血压时,子女高血压患病率为45％,父母一方有高血压子女患病率28％,双方都无高血压,子女高血压患病率为3.8％。可见遗传因素对儿童高血压起着重要作用。所以,父母如果任何一方发现高血压,那么孩子也就成了重点预防对象。高血压的预防如何从孩子抓起呢?我们应该做到以下几点。

(1)减肥。超过标准体重15％的肥胖儿即有患高血压的危险。肥胖儿因身体代谢的需要,心脏排血量及血容量均比一般儿童高,久而久之就会造成血压升高和心脏肥大。国外有研究表明,50％的高血压儿童是肥胖儿。防止肥胖的措施主要是控制营养过剩和增加体力活动。营养专家建议2岁后提倡饮低脂牛奶,特别是已经肥胖的儿童。稍大儿童即应限制甜食,不饮含糖高的饮料,禁食油煎和高脂肪食品,鼓励多吃蔬菜、水果、粗粮。给孩子玩耍的时间,让孩子在活动中消耗热量,避免肥胖。

(2)限盐。在对血压偏高儿童的饮食调查中,发现60％～70％的儿童有偏爱摄食高盐、高糖、高脂肪、低钙、低镁、低维生素与低纤维素食物的特点。应从小培养孩子吃清淡饮食习惯,成人每日食盐应低于6克,儿童则减至成人的1/3以下;选择富含钙与钾的饮食,因为钙与钾都有降低血压的作用。

(3)培养良好生活习惯。有规律的作息时间,充分的睡眠,对防范高血压很有帮助。不可让孩子养成和大人一样熬夜的习惯,限制看电视的时间。

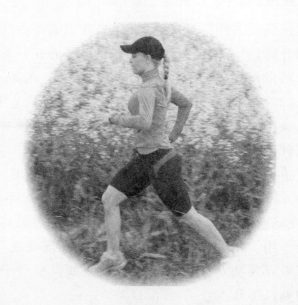

（4）消除精神紧张。不良情绪是促发血管收缩活性物质释放,增加血管阻力,促成血压偏高的重要因素。家庭要给孩子一个宽松娱乐的环境,让孩子无忧无虑地欢度童年;望子成龙,不顾孩子喜好与特长,勉强孩子习琴学画,弄得大人暴躁失望,孩子疲惫不堪,实不可取。

（5）防治原发疾病。儿童高血压中80％是继发性高血压,所以根治引起血压升高的原发病十分重要。最常见的原发病有肾脏疾病（约占继发性高血压患儿的90％）,如急慢性肾炎、肾盂肾炎、肾脏畸形及肾发育不良、肾血管阻塞及肾肿瘤等,可通过化验发现血尿、蛋白尿或脓尿、肾功能异常,以及通过X光、B超、CT及肾血管造影等加以确诊;其次,小儿心血管畸形如主动脉缩窄、动脉导管未闭等;内分泌疾病如嗜铬细胞瘤、原发性醛固酮增多症等;以及脑炎、脑外伤后遗症、铅中毒、维生素D中毒等也会导致高血压。

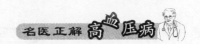

29 高血压不能有效地预防

认知误区

高血压是一种遗传病,因此根本没有有效的预防手段。

正解与忠告

高血压是冠心病、脑卒中等疾病的主要危险因素,预防高血压对于减少心脑血管死亡具有重要意义。有的患者认为,高血压是一种遗传病,因此高血压没有很好的预防手段。其实,这种认识是错误的。我们说只要讲究科学的方法,高血压是完全可以早期预防的。

定期测量血压。这是早期发现症状性高血压的有效方法。对有高血压家族史的人,从儿童起就应定期检查血压。正常小儿的收缩压=年龄*2+80(毫米汞柱),舒张压为收缩压的2/3~3/5。学龄儿童正常最高值为120/80毫米汞柱。对无高血压家族史的人,从40岁起应该定期测量血压,有的高血压患者可维持10~20年无症状,一旦发现已是1级(轻度)以上了。

限盐。许多研究证实摄盐量高与高血压发生率呈正相关性。终生低钠的人群,几乎不发生高血压。世界卫生组织规定,每人每天的食盐摄入量为3~5克,这对预防高血压有良好的作用。有高血压家族史的人,最好每天只吃2~3克盐。

戒烟。吸烟可以使血压升高,心跳加快,吸一支烟有时可使血压上升25毫米汞柱。尼古丁作用于血管运动中枢,同时还使肾上腺素分泌增加,引起小动脉收缩。长期大量吸烟,可使小动脉持续收缩,久而久之可使动脉壁变形、硬化、管腔变窄,形成持久性高血压。

控制体重。超重给机体带来许多不良反应。胖人高血压的患病率是体重正常者的2~6倍,而降低体重则可使血压正常化。

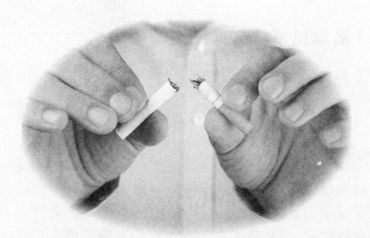

有人对 2 级(中度)高血压患者进行 5～10 年随访,发现平均体重下降 5％,可使 2/3 依靠药物降压的患者无需服药;降低体重还可明显减少降压药物剂量。控制高糖、高脂饮食,少食多餐,积极参加体育锻炼是减肥的重要方法。

积极参加体育锻炼,放松紧张情绪。20 世纪的现代富贵病,缺乏户外锻炼是一个主要原因。缺乏体育锻炼易使脂肪堆积,体重增加,血压升高。体育锻炼还可使紧张的精神放松。慢跑、游泳、散步等均对稳定血压有很大的好处。

30 得了高血压就无需预防

❓ 认知误区

没得高血压以前,积极预防可以降低得高血压的风险,但是已经得了高血压就只能"坐以待毙",不需要预防了。

正解与忠告

随着高血压的发病率不断上升,预防高血压成为了人人必做的"功课",把血压升高的隐患及时消除,无疑是保证身体健康的明智做法。然而,对于已经患了高血压的病人,是不是就只能"坐以待毙"，采取治疗措施机械地降压呢？答案是否定的。那么已经得了高血压还需要预防吗？怎么预防？预防有效吗？

这就是高血压的二级预防。也就是说，对已经得了高血压的人做到早发现、早诊断、早治疗，预防病情的进一步加重，预防心脑肾等重要脏器并发症的出现。

怎样做好高血压的二级预防呢？首先要坚持健康的生活方式；其次及时发现高血压；第三将血压控制在理想水平；第四同时控制高血压的危险因素。如果有条件的话，35岁以上的人每年至少应测量一次血压。如果您的高压和低压分别低于140和90毫米汞柱，说明您的血压正常；如果连续3次不在同一天量血压，高压大于等于140或低压大于等于90毫米汞柱，就诊断为高血压了。此时应去医院，寻求合理的治疗。

虽然高血压病严重威胁着人们的健康，但是国内外许多的成功经验告诉我们高血压病是可防止的。有资料显示，采取健康的生活方式可使高血压的发病率降低55％；对高血压病的及时而合理的治疗，可使高血压病的严重并发症再减少50％。这就是说，75％的高血压病及其并发症是可以预防和控制的。关键在于人人都应自觉地提高自我保健意识，严格控制自身的行为方式，认真配合医生的治疗，那么，健康长寿是大有希望的。

③1 高血压患者饮食无限制

？认知误区

高血压患者想吃什么就可以吃什么，饮食无需特殊限制。

正解与忠告

高血压是许多老年人都容易患的疾病，在平时的日常生活中不注意保养，很容易对身体器官造成损害。高血压的发作与日常饮食有着密切关联。因此，高血压患者如果养成好的饮食习惯对

血压的控制及并发症的防治起着重要作用。在日常生活中,高血压患者饮食应注意以下几点:

(1)限钠盐:饮食中摄取的钠盐和血压之间有关系。老年人对盐的减少更敏感。仅限盐量,在2个月内血压即可下降。在烹调方面注意少用盐和酱油,少吃咸菜等腌制食品。每日摄入钠盐6克即可满足基本生理需要。需要指出的是,限盐主要是限制摄入钠离子,但一定要认识到不是没有咸味的食物就没有钠离子,比如某些蔬菜、肉食中钠离子也很多,因此,吃饭时,就应该更加注意额外少加些食盐。

(2)限制总热量:人的每日所需总热量随年龄及劳动强度的不同而变化。成年高血压患者每日总热量摄入应低于1200大卡,其中蛋白质20%,脂肪25%,碳水化合物55%。早、中、晚热量分配为40%、40%、20%。少吃甜食,不吃油炸、烟熏烧烤的食物及巧克力,多吃碱性食物。碱性食物中的金属离子可生成碱性氧化物,与二氧化碳结合生成各种碳酸盐由尿液中排出。使体内保持酸碱平衡。

(3)限脂肪:生活中要限制家畜肉类(尤其是肥肉)、动物油脂(如猪油)、奶油糕点、棕榈油等高脂肪和蛋类制品、蛋黄、动物内脏、鸡蛋、鸭皮等高胆固醇食物的摄入。每天摄入250克新鲜牛奶或酸奶。每天肉类控制在75克以内,主要是瘦肉,如猪、牛、羊、鸡、鸭等禽类肉食。

(4)限酒:酒也属于"辛"类食物,对于嗜酒如命的患者,专家建议男性每日饮葡萄酒小于100～150毫升;或啤酒小于250～500毫升;或白酒小于25～50毫升。女性则减半,孕妇禁酒,不提倡饮高度烈性酒。研究表明减少饮酒4～6周,血压可下降。

(5)限苦:苦味食物主要是苦麦菜、芹菜、芥菜、苦瓜、咖啡等。苦能清热,适当吃些有苦味的蔬菜是有好处的,可以清肝火、心火。不过,苦味毕竟寒凉,过食则损伤脾胃,导致食欲不振或腹痛腹泻等,影响食物的消化吸收。

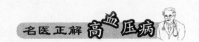

32 高血压患者吃咸点没关系

我平时吃盐口味就重,得了高血压无所谓,吃咸的没关系。

正解与忠告

食盐,是人们生活中最常见的调味品。其主要成分就是氯化钠(Nacl),它不仅增加食物的味道,还是人体组织中的一种基本成分,对保证体内正常的生理、生化活动和功能起着重要作用。多年研究表明,与高血压最密切相关的是钠离子,人群平均血压水平与食盐摄入量相关,在食盐摄入量较高的地区,高血压的患病率高,而在食盐摄入量较低的地区,则几乎不发生高血压。单纯减少钠盐的摄入就可以使血压下降。不少人口味比较重,菜不咸,就吃不下饭,因而每每吃盐过量。长期如此超量摄入食盐,极易患或加重心血管病,特别是高血压病。

改变嗜咸的饮食习惯、限制膳食中食盐的摄入量是非常关键的。这应引起人们,特别是中老年人的高度重视。对于那些有高血压家族史的成年人,应及早采用少盐膳食,以有效地预防高血压病的发生。

33 植物油多吃点没关系

得了高血压应该尽量少吃动物油,炒菜时多放点菜油没关系的。

正解与忠告

很多高血压患者都知道控制血压要减少脂肪摄入,少吃动物油,而对于植物油不加以控制。这种认识是错误的。

植物油虽然对人体有益,但是多吃并没有什么好处。因为食之过多,自然产生的热量也多,每克脂肪可产生 9 千卡热量。热量多了,体内脂肪分解就少了,体重便会逐渐增加。此外,多吃植物油并不能使血中原有的胆固醇降低,却可使胆结石的患病率比吃普通饮食者高 2 倍,因此,植物油多吃也无益。高血压患者每天烹调所用的植物油以不超过 25 克为宜。

34 高血压患者无需限制糖的摄入

? 认知误区。

都说高血压与多吃盐有关系,我又没有得糖尿病,因此多吃些糖没关系。

正解与忠告。

研究表明,如果长期摄入高糖食物,高浓度状态下的血糖就会因机体利用不完,经肝脏转化为类脂物质,引起血脂水平相应升高。尤其是血清低密度脂蛋白和极低密度脂蛋白水平的升高,可促进血管壁的脂质沉积,造成血管壁损害及硬化程度减弱。一方面可使高血压合并冠心病的发病率增高,另一方面可因小动脉硬化程度加重,小动脉口径变得狭窄,增大外周阻力而使血压升高,并阻碍降压药物作用的发挥,由此可导致血压的持续性升高,对病人的健康维护十分不利。此外,长期摄入高糖饮食,波动的血糖可影响胶原纤维的降解,引起心肌细胞内的胶原纤维积累,促使心肌肥厚的程度加重,使心室舒张功能进一步减退,成为高血压合并心肌肥厚的危险因素之一。

综上所述,高血压病人同样需要重视糖的摄入,特别是存在超重和肥胖的高血压患者,即使没有糖尿病也要适当限制糖的过多摄入。

35 得了高血压，单靠药物治疗就可以了，没必要改善生活方式

? 认知误区

　　我得了高血压，也吃上了降压药，血压控制也不错，因此，平时我可以想吃什么就吃什么，每天抽抽烟，喝点酒都无所谓。

正解与忠告

　　有的高血压患者，不仅遵从医嘱服药，而且积极配合治疗。但是，却没有在生活行为方式改变上下功夫，烟照吸，酒照喝，还美其名曰"吸支烟，赛神仙"，"酒可舒筋活血"，"要解馋，辣和咸"。肥甘之品照吃不误，早睡晚起不运动。这样，病是看了，药也吃了，但是血压却下不来，若干年后仍然发生脑卒中、心梗等心血管疾病。造成这种现象的主要原因就是不良的生活方式。其实，生活方式的改变，对血压的降低及减少高血压并发症具有重要意义，希望高血压患者预防治疗高血压从改变生活方式做起。

　　不少人知道自己有了高血压，也知道要服药治疗，但又陷入了单纯依赖药物的误区。其实，这种被动的治疗还受个体主观因素的影响。最为明显的例子就是，情绪激动时所伴随的血压升高，单用降压药物的效果很差，若加上控制情绪，甚至不用药，有时也可使血压明显下降。现在对高血压的治疗，已非常注重心理和社会因素对疾病的影响。指导患者改变不良生活方式，并应用生物反馈放松训练，对改善症状有明显的好处。

　　高血压病的发生与多种因素有关，包括遗传、膳食、肥胖、烟酒、精神心理因素等等。因此，高血压病的治疗也需要采取综合性措施，治疗方法包括非药物治疗和药物治疗两个方面。只有两者很好配合，才能取得理想的治疗效果。药物干预是高血压患者

的必须治疗原则,但是在服药的同时应注重调整生活方式,这样才能更为有效的平稳控制血压,降低心血管风险。

那么高血压患者在日常生活中应注意些什么呢?

(1)做到合理饮食:应控制能量的摄入,限制脂肪的摄入。多吃含钙、钾丰富而含钠低的食品,限制盐的摄入量,多吃新鲜蔬菜、水果,并戒烟限酒。

(2)做到适量运动:运动除了可以促进血液循环,降低胆固醇的生成外,还能促进肠胃蠕动、预防便秘、改善睡眠。高血压患者最好选择散步、慢跑、太极拳、骑自行车、游泳等有氧运动,有助于更好控制血压。

(3)做到心理平衡:高血压患者的心理表现是紧张、易怒、情绪不稳,这些又都是使血压升高的诱因。因此,高血压患者可通过改变自己的行为方式,培养对自然环境和社会环境的良好适应能力,避免情绪激动及过度紧张、焦虑,遇事要冷静、沉着,使自己生活在最佳境界中,从而维持稳定的血压。

(4)戒烟:吸一支普通的香烟,可使收缩压升高 10—30 毫米汞柱,长期大量地吸烟,可引起小动脉的持续收缩,导致动脉硬化的发生。还有研究表明,有吸烟习惯的高血压患者,由于对降压药物的敏感性下降,药物治疗不易获得满意疗效,经常不得不加大剂量。因此,高血压患者戒烟是必须的。

36 绿茶能降压,多饮无妨

❓ 认知误区

都说喝绿茶能降压,因此得了高血压应该多喝些绿茶,这对高血压病人有好处。

正解与忠告

一项医学研究发现,喝绿茶可以减少高血压发生的机会。每天喝绿茶 120 克以上,持续超过 1 年,发生高血压的概率就比不喝茶的人减少四成以上。这项研究使有些高血压患者误以为喝绿茶可以降低血压,多多益善,其实,这种观念是错误的。

高血压患者饮茶必须适量,而且忌饮浓茶。因为浓茶中所含茶碱量高,还会引起大脑兴奋、不安、失眠、心悸等不适,从而使血压上升。此外,绿茶约含 10％的鞣酸,不但能于铁质结合,还能与食物中的蛋白质结合生成一种不易消化的鞣酸蛋白,导致便秘症的发生,易引发血压升高。饮茶最好以 80～85℃的温开水随泡随饮,不要冲泡过度或放置过久,且每次不宜过浓。服用降压药物的高血压患者,最好在服药两三个小时后再喝茶,以免影响药效。

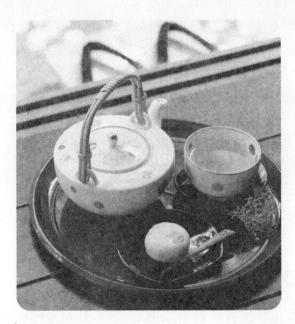

37 不咸的食物就不会吃到"钠",可以多吃些

认知误区

都说得了高血压要少吃盐,我只要不吃咸味儿的食物,就可

以保证不吃到钠盐,不咸的食物都可以多吃点。

正解与忠告

不少高血压患者都知道应少吃盐,所以很少吃咸的食物,但不少高血压患者喜欢吃冰激凌、巧克力、饼干等甜食,认为这些食物中不含盐,可以多吃些。对此医学专家表示,其实这种做法是不对的。

"不能从口感的咸淡来判断'钠'是否摄入过量,对高血压的防治中'隐性盐'更不容忽视。"专家表示,我们每天摄入的食盐,不光是我们看到的拿小勺炒菜做汤放在锅里的,其实"隐性盐"无处不在。人们常吃的甜食,如巧克力、果脯、冰激凌、饼干、面包等都含大量的钠盐,因为甜食加盐会更甜,也就是说加工的甜食都含大量的盐,天然水果除外。另外,在食品加工中加盐也是为了防腐,尤其像挂面、方便面、火腿、瓜子、豆腐乳、香干、泡菜的制作过程中都加许多钠盐。

38 高血压患者可多吃点鸡精调味

认知误区

得了高血压,嘴里老是没味儿,吃饭时可以多放点味精、鸡精之类的调味品。

正解与忠告

由于高血压患者味觉不灵敏,不少人喜欢多吃些鸡精调味。其实这样的做法是错误的,高血压患者应多食用纯天然的食物调味。

"为了从根本上使血压得到控制,就应该减少化学合成的调味品,多用纯天然的食物调味如葱、姜、蒜、花椒、大料、桂皮、香叶等,纠正不健康的烹调习惯。"专家表示,鸡精的主要成分是味精、食盐、鸡汁和香精等。而味精的主要成分是谷氨酸钠,在体内会分解成谷氨酸和钠离子,相当于另一种形式的盐。过多食用鸡精可造成体内钠潴留,血容量升高,血管阻力升高,加重心、肾负担,进一步使血压升高。并且血压高的人,味觉也越不灵敏,对味道更是要求浓重,所以很容易形成恶性循环。

39 高血压患者不宜多饮水

? 认知误区

高血压患者往往肾脏受损,多饮水会增加肾脏负担,所以高血压病人最好少喝水。

正解与忠告

这种说法是不科学的。的确,长期缓慢进展的高血压会引起肾脏功能损害,肾功能损害会进一步加重高血压,形成恶性循环。但实际上,积极稳妥地控制血压,在正常范围才是避免高血压肾损害的关键,并不是一味的限制饮水。

上海复旦大学附属医院中山医院心内科主任医师邹云增指出,在正常情况下,人体每日排尿量在500～2000ml,这说明肾脏在调节水的平衡上有很大潜力。在肾功能良好的情况下单纯饮水增多不会引起血容量变化,也不会影响血压。所以在严格限制钠盐摄入的基础上,高血压患者的饮水量和普通人应该是一样的,每日饮水1500～2000ml,每次不超过250ml。另外,高血压患者要养成主动喝水的习惯,避免等到口渴时再去喝水,并避免暴饮,以防突然增加循环负担。

40 高血压患者吃蔬菜多多益善

? 认知误区

高血压患者应该多吃蔬菜,无论何种蔬菜都可放开吃,而且多多益善。

正解与忠告.

　　很多科普文章都鼓励高血压患者多吃各种蔬菜,这是因为蔬菜中含钾量高,而且含有许多有助于降压的营养素。低钠高钾饮食是预防治疗高血压的饮食原则之一,不过,并不是所有蔬菜的含钠量都很低。中国农业大学食品学院营养与食品安全系副教授范志红指出,以芹菜为例,100克芹菜杆的钠含量约为160毫克,相当于0.4克食盐。茴香、茼蒿的含钠量也与此相近。所以,高血压患者在食用这些蔬菜时,应尽量少放盐或者不放盐。各种萝卜、白菜、小白菜、圆白菜、油菜、香菜、菠菜等的钠含量为40～100毫克/100克,为中高钠蔬菜;生菜、油麦菜、菜花、西兰花、苋菜、莴笋的钠含量为10～40毫克/100克,为低钠蔬菜;各种豆类、各种瓜果、茄科蔬菜(番茄、青椒、茄子、土豆)、竹笋、芦笋等的钠含量低于10毫克/100克,为极低钠蔬菜。所以高血压患者在选择上述蔬菜时,要根据其含钠量的高低调整食盐摄入量,以更好控制血压。

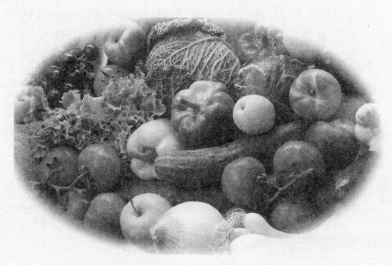

41 高血压患者清淡饮食就意味着需要素食

进入夏季后,许多高血压病人的饮食逐渐偏向清淡。一些伴有超重和肥胖的高血压患者的医嘱里增加了一句:注意减肥。有些患者干脆下决心做个素食主义者,既有利于控制病情又能赶上一把潮流。

正解与忠告

很多高血压患者都是肥胖患者,因此,医生的医嘱里也总忘不了加上一句:在合理用药基础上,清淡饮食,控制体重。在有些患者看来干脆做个素食主义者更好。其实这不仅没有必要,反而对健康不利,健康饮食关键在于平衡。

高血压患者,即便是肥胖者,健康的膳食结构也应该包含一定量的动物蛋白。因为,鸡蛋、牛肉、羊肉等动物蛋白所含有的氨基酸与人体的需求相符,是植物蛋白所不能替代的。

高血压患者应建立起正确的膳食观念,在限盐的前提下做到平衡膳食,每天都应摄入一定量的谷物、水果、蔬菜和动物蛋白等。

患者可以根据"平衡膳食金字塔"来规划自己的一日三餐。处于塔的底部是日常应该摄入较多的食物,越往上摄入量应越少。食物"金字塔"第一层,即处于塔的最底部的主要是谷物类,例如米饭、馒头、玉米等,每天应摄入约 300～500 克左

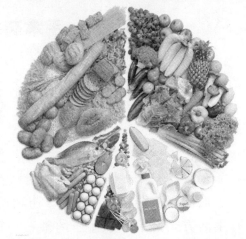

右。第二层为蔬菜、水果,建议每日摄取新鲜蔬菜 400～500 克,新鲜水果 100～200 克。第三层为鱼、虾、肉、禽、蛋类。畜肉类每日的摄入量为 50～100 克,鱼虾类为 50 克,蛋类每日为 25～50 克。鱼类是优质蛋白的来源,且脂肪含量较低,建议患者可根据情况增加摄入。第四层为奶类及其制品、豆类及其制品,每日摄取 100 克脱脂奶、酸奶,因为这两种奶既保留了奶中的营养,同时又降低了脂肪和胆固醇含量,因此,应优先选用。第五层为金字塔的顶端,主要是脂肪、油脂类,每天摄入量 25 克左右。

42 使用利尿剂期间,可以吃"咸"点

❓认知误区

服用利尿剂作为降压药物时,因为利尿剂具有排钠、排水扩张血管降压的优点,因此,使用利尿剂期间吃"咸"一点也没关系。

正解与忠告

其实这是不正确的。高血压患者的肾脏本身代谢功能失常,对钠有易潴留的倾向,如果又长期高盐饮食,患者即使服用利尿剂,高盐也会抵消其作用,还会大量潴钠、潴水,使血压升高。

43 一手拿酒瓶,一手拿药瓶,同吃两不误

❓认知误区

我知道高血压危害很大,所以我天天都吃药,但是,喝酒的习惯没必要改。

正解与忠告

血压高服药很重要,但非药物治疗也直接影响降压效果,良好生活方式是治疗高血压的基石,只注重吃药是不够的。如过度

饮酒,会使血压上升。其他非药物治疗,包括减肥、限盐、合理膳食、戒烟、有氧运动、睡眠充足、心情愉快、大便通畅等同样也很重要。高血压是多种因素综合作用所造成的,其中包括不良的生活方式等。所以,药物治疗的同时也需要采取综合措施,否则就不可能取得理想的治疗效果。

把血压降下来并非万事大吉,同时还要注意改善不良的生活方式,如戒烟限酒,适量运动,控制高血脂等危险因素,才能真正达到保护心脑肾等重要器官功能的目的。

44 怕血压升高,在家养着不活动

认知误区

得了高血压一运动血压就会更高,会有危险,因此高血压病患者应该尽量减少活动,多做些静养的事情。

正解与忠告

许多高血压患者提起加强运动都会很害怕,生怕运动会使已经很高的血压更高,引起危险。似乎得了高血压病就成了残废人,整天应该在家养着不活动。岂不知,运动是降压的一种好方法,长期坚持适量运动(如游泳、每天快步走 30 分钟以上)都可以起到降压的作用。虽然,运动会使血压在一定程度上短暂升高,但若在服用降压药控制好血压的情况下,血压不会太高。快步走和游泳是高血压患者最佳运动方式,既可以降血压,又可以降血脂和减肥。

当然,高血压患者也要注意,不应做某些剧烈运动,如快步登高、爬山、举重、拉单杠等。若高血压合并冠心病者,更应注意,否则很有可能会引发心律失常、心肌梗死或脑出血,导致"猝死"。

45　只要坚持运动,就可以不服降压药

认知误区

天天参加体育锻炼,就可以不服降压药物了。

正解与忠告

定期体育锻炼有助于降低血压,特别是那些经常达到出汗状态的运动。一些患者误以为自己天天参加体育锻炼,就可以不服降压药物了。这种观念是不对的。对于高血压病而言,目前仍以药物治疗为主,非药物治疗只能作为辅助治疗手段,运动疗法亦是如此。一旦戴上高血压的帽子,就要做好终身服药的准备。当然,经过一段时间的适度运动后,高血压患者可以让医生根据自己近期的血压情况,调整原有降压药物剂量和方案。高血压病患者切忌自行停药。而必须经过专业医生判断评估后,由医生决定是否有必要调整降压药剂量甚至停药。

46　高血压患者不能游泳

认知误区

游泳不仅可以锻炼身体也是避暑的好方法,然而并非所有人都适合游泳,尤其是高血压患者,游泳不仅可能诱发疾病还可能危及生命。

正解与忠告

实际上这不能一概而论。一般来说,1级高血压患者,症状并不严重,若以前又是游泳爱好者,则可以游泳。即使不会游泳的人,也可以适当学习游泳,有利于疾病的治疗和康复,但由于游泳的运动量较大,故每次游泳的时间不宜过长。中重度高血压患

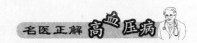

者(如 2、3 级高血压)或有心脑血管并发症的患者或即使是早期高血压患者,但症状比较明显时,最好不要游泳,以免发生中风等危险。此外,继发性高血压(或称症状性高血压),如由多囊肾、嗜铬细胞瘤、肾炎等疾病所引起的高血压在原发病未得到控制时亦不宜游泳。

47 高血压患者做什么运动都行

认知误区

高血压患者应该多参加体育锻炼,因此什么样的运动都可以,没有什么讲究。

正解与忠告

并非所有的运动都适合高血压病患者,如无氧运动(力量型运动、快速跑步等)会导致血压快速大幅度升高,对高血压病患者有一定危险。一致认为,高血压病患者的运动方式应以有氧运动为主,包括步行、慢跑、骑自行车、游泳、慢节奏的交谊舞和体操等,此外,太极拳等也是高血压病患者有效的运动治疗方式。患者还可以在康复科医生的指导下进行一些放松练习。

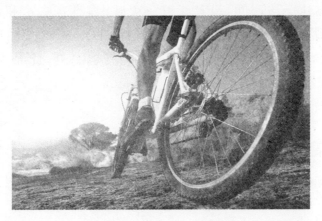

另外,只有适度的运动才会产生降压效应。所谓适度,是指一定的运动时间、运动强度和运动频率。一般而言,一天总的运动时间为 30～60 分钟,每星期运动 3～7 天。运动强度以停止活动后心率 3～5 分钟内恢复正常为宜(50 岁以上者运动时的心率一般不超过 120 次/分)。如步行,速度一般不超过 110 步/分,约 50～80 米/分,每次运动 30～40 分钟。运动效果的产生至少需要一星期,要达到较显著的降压效应,则需 4～6 星期。当然,这并不是绝对的。运动要持之以恒,否则,运动效果会在停止运动后两星期内完全消失。

48　高血压患者什么时候运动锻炼都行

❓ 认知误区

高血压患者要多锻炼,因此,一天当中什么时候锻炼都行。

正解与忠告

对于高血压患者来说,最好的锻炼时间是下午 3 点到晚上 9 点。这是对于高血压的治疗的最好时机,也是出现心脑血管意外几率最低的时候。要避免在"高峰期"运动,"高峰期"一般指早上 6～9 时,这一段时间,患者经过一夜睡眠,没有喝水和活动,血流速度变缓,血液在血管里容易变得黏稠,造成时段性血液粘滞。这时,运动很容易出现心肌梗死、脑梗死。另外,此时人的交感神经活性较高,心率容易加快,血压会升高,若坚持运动会存在心律失常甚至猝死的风险。

49　高血压患者运动时很危险

❓ 认知误区

高血压患者本身血压就高,如果一运动,血压就会更高,因此

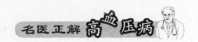

高血压患者运动时是很危险的。

正解与忠告

　　正常人在剧烈运动中血压会有所升高,但只是收缩压升高50～70毫米汞柱,舒张压不变,有时还会下降4～14毫米汞柱。高血压病患者只要运动适度,就可以防止收缩压一时性过度升高,而运动后恢复期的血压会低于运动前的水平,即出现运动后低血压反应,这对预防和治疗高血压病大有好处。所以,适度的运动是高血压病患者非药物治疗的主要方法之一,它不仅能产生明显的降压效果,还有助于控制体重,降低血脂,促进机体代谢。一般情况下,运动一段时间后,收缩压可降低10毫米汞柱,舒张压可降低8毫米汞柱。

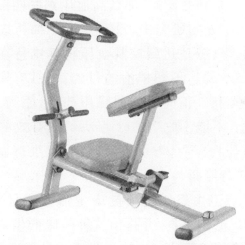

　　高血压的保健中常常需要运动。运动对高血压患者的重要性是巨大的。运动除了可以促进高血压患者血液循环,降低胆固醇的生成外,还能增加高血压患者食欲,促进肠胃蠕动、预防便秘、改善睡眠。高血压患者最好是做有氧运动,这样对自己的帮助会更大。有氧运动同减肥一样可以降低血压。散步、慢跑、太极拳、骑自行车和游泳等都是有氧运动。

因此我们让高血压患者在血压相对稳定时进行运动是有利无害的。

50 高血压病可以根治

认知误区

电视上经常有很多广告宣传说吃他们的药几个疗程，高血压就可根治，我相信，高血压就是一个可以根治的病。

正解与忠告

随着生活水平的提高，患高血压病的人越来越多，许多人问高血压病能根治吗？主要是因为高血压本身并不可怕，可怕的是高血压带来的一系列并发症，那么高血压到底能根治吗？

目前，在医学界的研究中，没有发现一种药或一种治疗能根治高血压病的。只能是达到控制血压将其维持在一个稳定而理想的范围中，根本就达不到根治的目的。所以，除根儿的想法对坚持治疗有弊无利。正确的服用降压药物，原则上要牢记"终身服药，可以少吃，不能不吃"的12字诀。在有效的控制血压后可继续服用降压药物4周，方可逐渐减量，以维持血压稳定在理想范围，而不能任意停药。

1992年世界卫生组织提出健康生活方式是合理膳食、适量运动、戒烟限酒、心理平衡，并指出这种健康的生活方式可以使现代人的平均预期寿命延长10年。此论点的道理清楚，效益也很重大，也已被越来越多的人认同。可是现实中身体力行并持之以恒者却不多。要战胜高血压，要健康，只有靠自己，必须先战胜自己，战胜自己对自己的放任，战胜自己已经习惯了的行为模式和惰性。

51 血压高于正常需马上服药

认知误区

一旦体检发现血压高就应该马上吃药,不然服药晚了高血压就会对你造成损害。

正解与忠告

高血压病人需要终身服药,但不能一发现高血压就马上服药。一般诊断高血压不能以一次血压为准,首次发现血压偏高后,应间隔1～2周再量。如果多次血压高于140/90毫米汞柱,就应考虑有高血压。有条件的话最好能作一次24小时动态血压监测,以进一步了解24小时内血压变化。确诊高血压后,如果发现血压已高达180/110毫米汞柱,并经多次测定证实,应马上服用降压药。若血压在150/90毫米汞柱左右,且时高时低,可选择非药物治疗如减肥、控制体重、改善饮食、戒烟戒酒、体育锻炼等。如果通过3～6个月的非药物治疗,血压控制良好,可继续维持。如无效,则应口服降压药物,不能因为年轻或无症状而不愿用药。

52 惧怕舒张压过低

认知误区

我年龄大了,高压高一些,但低压很低,才70～80毫米汞柱,我要是一吃降压药,低压就会更低,会有危险的。

正解与忠告

老年高血压的定义是年龄在60岁以上、血压持续或3次以上非同日测量血压收缩压≥140毫米汞柱和(或)舒张压≥90毫米汞柱,除了年龄外,与普通成年人的高血压定义没有差别。不同的是,在老年患者中还有一种特有的高血压,即老年单纯收缩期高血压,专指收缩压≥140毫米汞柱,舒张压＜90毫米汞柱的情况。

之所以有老年单纯收缩期高血压,是因为随年龄的增长动脉血管弹性变差,舒张压在60岁后缓慢下降,进而导致脉压增大。对于这种情况,很多患者甚至医生都会因为惧怕降压的同时导致舒张压过低,而听任收缩压高高在上,使降压不达标。调查显示,收缩压是脑血管病和冠心病危险性的重要预测因子,对心脑肾等靶器官的危害超过了舒张压升高的影响。因此,如无禁忌症将"收缩压控制在150毫米汞柱以下,如能耐受可进一步降低"才能更好地保护老年患者的靶器官。

另外,在临床实践中我们也发现,对于老年高血压患者进行降压治疗时,收缩压相对下降幅度更大,从而使脉压缩小。因此,合理服用降压药物通常可以控制收缩压,并不一定会导致舒张压过低甚至引起重要器官供血不足。此外,随着治疗时间的延长,有些患者会因为动脉弹性好转反而舒张压有所上升。

53　血压高无症状可以不吃药

❓ 认知误区

血压高于正常值,但无任何症状(无任何不适),似乎不影响工作和生活所以不用吃药。

正解与忠告

大约20%的高血压患者无特异的临床症状,一些患者可有头昏、头痛、胸闷、心悸、失眠、腰酸腿软、四肢乏力等症状;但这些症状都不是高血压所特有。部分患者尽管血压水平很高,但临床上却可以完全没有不适。因此,高血压的诊断主要依据的是其血压水平。《中国高血压防治指南》中对高血压诊断的规定是非同日 3 次以上达到或超过标准(140/90 毫米汞柱)。"没有症状就不需要治疗"这是普遍存在的误区。常有患者说:能吃能喝能睡觉,不痛不痒的吃什么药呀。其实,大多数高血压患者早期都没有临床症状,有临床症状往往提示已经出现了并发症。许多病人都是在所谓的健康查体或看其他疾病或出现高血压并发症时发现高血压病的。血压超过正常范围时就应进行相应的治疗,因为这时血压对其靶器官(心、肾、脑)已开始侵害,只是还处于功能代偿期阶段,因而未出现症状,但不等于没有病。当然在这段时间不一定都要服药治疗,只要注意消除能引起高血压的各种危险因素,改善不良的生活方式,一部分病人(一级高血压患者)的血压有可能恢复正常。

54 高血压是不治之症

?认知误区

得了高血压就得一辈子吃药,而且以后还会得脑梗、心梗,因此高血压是一种不治之症。

正解与忠告

有人认为,高血压是不治之症。其实不然。高血压并非不治之症。高血压病的最大危害是导致心、脑、肾、血管等靶器官损害,并增加心血管风险,因此高血压的治疗在于控制血压,并避免并发症的发生。治疗高血压的主要目的也是最大限度地降低心血管病的死亡和病残的总风险。这就要求医生在治疗高血压的同时,干预患者检查出来的所有可逆性危险因素(如吸烟、高胆固醇血症或糖尿病),并适当处理患者同时存在的各种临床情况。危险因素越多,其程度越严重,若还有其他临床情况,主要心血管风险的绝对风险就更高,治疗这些危险因素的力度就应更大。心血管危险与血压之间的相关呈连续性,在正常血压范围并无最低阈值,因此降压治疗的目的是将血压恢复"正常"或"理想"水平。大量研究表明,经降压治疗后,在一定范围内,血压降得越低,心血管风险亦降低得越多。现在的研究表明,青年、中年人或糖尿病患者降压至理想或正常血压(<130/85毫米汞柱),老年人至少降压至(140/90毫米汞柱)最妥。自测血压日间收缩压较门诊低10~15毫米汞柱,舒张压低5~10毫米汞柱。高危患者,血压降至目标水平对于降低心血管风险尤为重要。

55 血压降得越快越好

❓ 认知误区

得了高血压应迅速把血压降至正常,越快越好。

📝 正解与忠告

有的高血压病病人一味追求血压达到正常水平,甚至认为降压应该是越快越好;其实不然,一般来讲除高血压急症(如高血压危象、高血压脑病等)外,其余高血压病病人均宜平稳而逐步降压。因为,血压下降过快、过低,不但会使病人出现头晕、乏力等体位性低血压的不适症状,也称"脑贫血",还极易发生缺血性脑中风,甚至诱发脑出血,这种情况尤其在老年人为甚。因为老年人均有不同程度的动脉硬化,此时偏高的血压有利于心脑肾的血液供应,如果一味要求快速降压,势必影响上述脏器的功能,反而得不偿失。因此,降压治疗时必须要掌握住缓慢、平稳的原则,使血压在2~3周后逐步下降,并长期保持平稳。

高血压病为慢性病,治疗强调规律性和个体化,不主张短时间内将血压降得过低、过快,应当是在开始治疗后的2~3个月内逐渐降至理想或目标水平。许多患者治疗心切,总想在一两天内就把血压降下来,常常在用药几天后血压未能降至正常水平就更换药物。结果药物是频繁更换,却始终不见疗效,部分患者因此挫伤治疗的积极性。有些患者即便使用长效降压药,也要先搭配短效降压药,以求迅速将血压降下来。其实,长期高血压患者身体内的重要器官组织对高血压状态已经有了一个长期适应的过程,许多患者还合并有轻重不等的心脑肾等重要器官供血血管狭窄性病变,短时间内将血压降至正常或目标水平,常可引起重要器官血液供应障碍,从而导致一系列的不良反应,甚至出现脑梗塞、心肌梗死、肾脏功能减退等缺血性心脑血管疾病和肾脏疾病。因此,我们强调,开始治疗时应该缓慢、平稳地把血压降下来。对此,长效制剂或缓释和控释剂型的降压药作用较好,因而老年高血压病人应尽量用每日一次的长效降压药,如吲哒帕胺、硝苯地平缓释片、缬沙坦等。

常有一些高血压病人要求医生用好药或多用些药,希望把血压很快降下来,这种心情可以理解,但这又是十分危险的举动。北京友谊医院心内科专家沈潞华教授说,高血压病人往往伴有不同程度的血管硬化,血管壁弹性下降,病程长或年老的患者更为明显。为了要维持正常的血液循环,必须有较高的血压。如营养心肌的冠状动脉因硬化而阻力增高,血液流量储备有限,心脏所能获得的氧供应减少,一旦血压突然降低过多,心、脑、肾、肝等重要器官不能马上适应,何况这些器官原来就伴发有细小动脉硬化,于是就产生一系列的缺血、缺氧症状,医学上称为:降压灌注不良综合征。出现如头昏、头痛、眼花、嗜睡、颈项强直、上肢麻木、全身无力等症状。值得警惕的是,这些症状与血压过高所引起的症状相类似,如未能及时测量血压,可被误认为血压高而急服降压药物,后果不堪设想。严重者可发生失明、半身不遂、心绞痛、严重的心律紊乱、肝细胞损害、急性肾功能衰竭等。同时,血液流动缓慢时易发生血栓,血栓易在血压最低的睡眠状态时脱落,所以缺血性中风多发生于清晨,如当冠状动脉内的血栓发生脱落时,还可发生突发心肌梗塞而死亡。因此睡前切忌使用降压药物。尤其在冬季,由于气温低,血管呈收缩状态,血液流动缓慢,高血压患者更要注意治疗,以免发生意外。

56 血压降得越低越好

❓ 认知误区。

得了高血压应该赶紧吃降压药,把血压降下来,而且越低越好,这样以后就不会得心梗、脑梗了。

📋 正解与忠告。

众所周知,为高血压患者实施积极有效的降压治疗可以显著降低其心血管事件发生的风险。血压达标始终是最基本的治疗原则。众多研究数据表明,血压每升高 20/10 毫米汞柱,心血管死亡危险增加一倍,随着血压有效降低,心血管事件发生率明显下降。然而,降压的目标值并非"越低越好"。有证据表明,血压低于一定水平时,重要脏器的血流灌注将受损,心血管事件危险反而增高。这种随着血压适度降低心血管事件危险反常升高的现象,被称为降压治疗的 J 型曲线(J-curve)现象。

老年高血压病人的初始降压治疗应遵循一般原则,但老年人高血压有其自身特点,如单纯收缩期高血压多见,易体位性低血压,血压波动大,另外许多病人存在多个危险因素、靶器官损害及并存心血管疾病,并且老年人血压降低难度大,故降压目标定为收缩压降至 150 毫米汞柱以下,如能耐受,还可进一步降低。

冠心病患者再次发生心血管事件的危险极高。他们均与血压有直接关系,应该积极控制血压。但是过低血压水平可通过多种机制产生不良影响。首先,血压水平降低,尤其是舒张压过低可以导致冠状动脉舒张期灌注不足,加重心肌缺血;其次,舒张压水平低使脉压差增大,会加重血管内皮损伤,增加动脉僵硬度。因此对于伴有冠心病的高血压患者,既要积极控制血压,又不宜将血压降得过低。建议降压的目标,冠心病患者的舒张压水平不

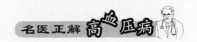

应低于 60～70 毫米汞柱。

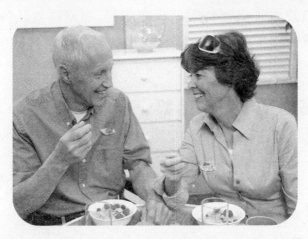

脑血管病包括脑卒中和一过性脑缺血发作（TIA），研究表明，脑血管病患者基础治疗后血压水平与脑卒中再发密切相关，血压水平较高者脑卒中再发率高。我国高血压病人并发脑卒中的比例明显高于西方国家，积极有效的治疗可以明显降低脑血管事件的发生。这一点对我国高血压人群非常有益，而且卒中发生危险与血压水平之间没有观察到 J 曲线的存在。因此，脑血管病患者血压可以降得低些，达到 120/70 毫米汞柱是安全的。急性脑卒中患者血压降至什么强度，仍需进一步的大型临床研究加以评估。

长期的高血压，特别是收缩期高血压和合并冠心病的患者，易发生心力衰竭，此时积极的控制血压非常重要。此类病人的血压控制目标是将血压降至 130/80 毫米汞柱以下。

在我国大约 40%～50% 的糖尿病人伴有高血压，而高血压人群的糖尿病发病率为 4%～36%，糖尿病合并高血压的心血管风险是非糖尿病病人高血压的 2 倍。积极的降压治疗，糖尿病相关的并发症如心血管死亡、心肌梗死等明显下降，因而推荐血压的控制目标为 130/80 毫米汞柱。

肾脏是血压调节的重要器官，同时又是高血压损害的主要靶器官之一。高血压一旦对肾脏造成损害，又可以因肾脏对体液平衡调节以及血管活性物质等代谢障碍，加剧高血压的严重程度，造成肾损害与高血压之间的恶性循环。降压目标应＜130/80毫米汞柱。

57 高血压早治晚治都一样

❓认知误区

高血压是个慢性病，得上了反正得吃一辈子药，因此早吃晚吃都一样。

正解与忠告

有研究提示，2,3级高血压如不及时治疗，5年后约有一半左右的患者会发生心血管并发症，年龄越大越易发生，7～10年后约10%的患者会死亡，50%左右的患者发生左室肥大，视网膜病变、脑血管疾病、心脏以及肾功能障碍甚至肾衰。

高血压药物治疗，要讲究达标，不达标是失败的治疗。为了达标，患者应与医生配合，找到适合自己服用的降压药物。2级以上高血压患者，常常需要2种或两种以上降压药物联合，才能将血压降至正常水平。早治疗又是一个非常重要的问题。早治疗易达标，早治疗可早些干预高血压对脏器的损害。如有糖尿病或血脂异常应一起治疗，否则后果更严重。因此，高血压病只有早治疗，早达标方可预防它伤害您。

58 血压偏高(正常高值)不需要治疗

❓认知误区

我仅仅是血压偏高一点，没有达到高血压的标准，因此我不需要任何治疗。

正解与忠告

如果您的血压偏高,也就是在正常高值范围,首先不必紧张,这并不等同于您未来一定得高血压,但却也绝不可掉以轻心,否则很容易就跨入高血压的行列。因此一定要马上着手进行生活方式的调整,建立正常的生活规律、适当放松工作压力、改善睡眠、增加运动、减轻体重、低盐低脂饮食、限制饮酒、严格戒烟。经过一段时间(通常3个月左右),密切观察血压。血压如果能降低至正常水平,则不需要药物治疗,但要注意经常检测血压,以便及时发现血压改变,及时处理。

(1)超重与血压密切相关:尤其躯干与腹部脂肪增加(我们叫向心性肥胖)与高血压、血脂异常、糖尿病、冠心病死亡均有关系。超重者减肥后,可明显降压,一般应限制总热量摄入,增加活动。提倡低脂高纤维饮食,高糖食品宜减少,饮酒过量常可使血压升高,影响降压治疗效果,应尽量避免。

(2)有规律的体力活动:运动量不必很大,对防治高血压有益,且可起到控制体重的作用。如每日饭后步行30～50min,每周3～5次,就可起到降压作用,但已有心脏病的患者运动时应接受医生的指导。

(3)钠摄入与血压高低相关:据研究,每日平均少摄入6克食盐,收缩压平均可下降2～10毫米汞柱,少盐对服用降压药物者的血压控制也有帮助。因此,我们应该从幼儿期就开始低盐饮食,每日食盐摄入量最好不超过6克。

上述生活方式改善后,血压仍维持在正常高值水平的人,应严密监测血压,因为您很有可能在不久的将来发展为高血压,这时应咨询医生。

59 只求减轻症状，忽视治疗"达标"

❓ 认知误区

我得了高血压经常有头晕、头痛等症状，但是吃上药后，症状就明显好了，只要症状明显减轻了，血压达不达标没关系。

📋 正解与忠告

不少患者认为只要将头痛、头昏等常见症状控制便达到了目的，自行中止服药，到症状复发又不得不重新开始治疗，这种"头痛医头，脚痛医脚"、"三天打鱼两天晒网"的随意服药方式，只会使血压大幅度波动，症状反复病情加重。特别提醒患者注意，高血压病的病因不明，长期坚持服药方能防止其恶化与发展。现代医学要求达到"目标血压"为务必稳定且降至135/85毫米汞柱以下，糖尿病人的高血压降至120/80毫米汞柱左右。只有这样才能最大限度地减少和避免中风、冠心病以及肾功能不全等严重的并发症。有的患者担心长期服药会产生"耐药性"，增加副作用，更害怕一开始就用好药，以后病情恶化"无药可治"了。其实都是多余的顾虑，现在推荐应用的一线降压药物多达数十种，这些药物都能长期应用而保持良好效果；且每年还有许多新药问世，为病情不同的广大患者提供了战胜疾病的优良武器。

60 1级高血压无需治疗

❓ 认知误区

高血压1级就是说血压只高一点点，属于很轻的高血压，加上我没有任何不舒服，因此，不需要任何方式的治疗。

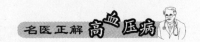

有的高血压患者特别是年轻患者,血压在 140/90 毫米汞柱,也没有什么症状,认为不需要治疗,殊不知高血压像一个无形的杀手,逐渐对你的靶器官——心、脑、肾产生损害作用,等你感觉到身体不适时说不定您的心、脑、肾已经产生了功能性损害了,那时再来治疗必大费周折。一般来说,成年人血压达 140/90 毫米汞柱,而低于 160/100 毫米汞柱时,即为 1 级高血压。1 级高血压如果不及时治疗同样会对机体产生危害,并有进一步发展的趋势。正确的做法是除密切监测病情,定期测量血压外,还应该在饮食、情绪等方面进行调节,并在适当的情况下选择药物进行治疗,以防止血压继续升高。

61 迷信偏方治疗高血压

认知误区

赵女士多年来一直遵医嘱坚持服药,血压比较稳定。最近她听邻居讲用洋葱头泡葡萄酒喝可以降血压、降血脂,既省钱又有营养,赛过吃药。赵女士相信"偏方治大病",便买了洋葱头和葡萄酒,自己制出"偏方降压酒",她每顿饭都要喝一盅,不再继续吃医生给她开的降压药。一个月过后,她开始觉得头晕眼花,浑身无力,医生诊断她的血压已很高,且心肌缺血,需要住院治疗。

正解与忠告

在高血压病患者中存在相当一部分病人,相信依靠一些偏方控制血压就可以不吃降压药。例如有人认为,洋葱、醋可以降压。经常用醋浸泡一些食物,例如醋泡花生、醋泡鸡蛋等,听说芹菜能降压,顿顿都吃芹菜,每天喝芹菜汁,而不吃降压药物。当然通过饮食习惯的改善对控制血压有一定好处,且某些食物中例如芹菜确因含钾高对血压控制有益,起到一定辅助效果,但其作用往往有限,仅适用于血压轻度升高而无明显心血管并发症的患者。对于大多数高血压患者,仅靠所谓的食疗是不能有效地控制血压的。

另外,大口大口喝醋也是万万不可取的,这会灼伤食道和胃黏膜。有相当一部分高血压患者,不相信科学却偏信迷信,他们之中有人从众心理极强,总是企盼用某种不可知的力量来强身祛病。也有因病情缠绵,在一般治疗疗效欠佳的时候失去信心。宁可相信一些偏方或所谓的神药及降压仪器,今天降压鞋,明天降压表,后天降压袜,从不看医生,总也不监测血压。高血压是一种多因素引起的疾病,其治疗一定要咨询专科医生,在医生的指导下制定科学的治疗方案,这样才能起到降低心血管事件的作用。

62 轻信广告,降压依靠保健品

认知误区

40岁的张先生有高血压病史已经七八年了,一直没有进行正规治疗,最近几年张先生听说有一种治高血压的"降压茶",便买来长期服用,并停掉了医生给他开的日常服用的降压药。一个月前的一天,他下班后骑着自行车回家,突然感觉身体的一侧麻木,然后就倒地不省人事了。经检查,张先生患的是脑出血。

正解与忠告

市场上琳琅满目的保健品令人眼花缭乱,而且有的宣传夸大其作用,把"健"字号保健品说成是"能治百病"的"良药"。"服用某某保健品,告别高血压","带上某某贴,高血压可从此摆脱降压药","治疗高血压的又一方法",……让人怦然心动的某些降压器械和降压保健品广告,频频见于全国各地的大小报端,众多高血压患者购买这些产品更是趋之若鹜。他们正是利用了高血压患者想"根治高血压"及认为"西药副作用多",中药无毒性,想依靠中药降压,甚至急于求成"治愈高血压"的错误心理,不少患者便花几千元邮购,结果自然是失望。

广告中所谓的"稳压茶","降压饮",主要成分多为山绿茶、三七、决明子、白芍、陈皮等。其宣称每天喝 3 杯,就能稳住血压,过一段时间就可停服西药。彻底告别高血压。医学专家认为,这种宣传是对高血压患者的误导。我们知道绿茶中确实存在一些对心血管系统有益的物质。例如茶多酚可促进维生素 C 的吸收,茶所含的烟酸能维持血管正常通透性,有轻度保护血管的作用。茶所含有的其他成分还有利尿的作用,对降压有利,此外茶中还含有多种微量元素,也有利于健康。在茶中加入决明子、菊花等有利于"去火"、"明目",减轻头晕等症状。但是长期以来,对中药降压的研究证明,没有一种中药具有明显降压作用,更不能达到平稳控制血压的目的。因此依靠这些所谓的保健品治疗高血压病是不科学的。

此外有的高血压病患者在来就诊时,常询问医生应该吃什么保健品?医生的回答往往是不必吃。有位患者平时血压控制比较理想,但近期突然血压升高,难以控制,详细询问病情后得知,患者近期为"补身子"连续服用了较多的西洋参制品,停服不久后,监测血压,血压恢复正常。虽然长期服用人参、西洋参等药物具有补气养阴的作用,可以达到强身防衰的功效,但是高血压患者必须在血压控制平稳后才能服用这些药物,而且只能长期服用小剂量。西洋参对血压有双向调节作用,长期小剂量服用,可扩张血管,降低血压;用量过大,反而会造成血压升高,加重病情。其实,最好的"补药"是保持健康、乐观向上的心态,同时每天坚持锻炼身体,如跳跳舞、快步走。这样会使人精神焕发,血压血脂下降,健康长寿。

63 轻信降压治疗仪

❓ 认知误区

沈先生看到一则广告后,网购了某品牌的腕带式磁疗降压装置。他认为广告上称这种腕带式磁疗降压装置是医疗器械,其中含有稀有元素锗,能有效降低血压,只要坚持佩戴,就能不用吃药和打针而达到平稳降血压的目的。

正解与忠告

目前市场上各种型号的降血压治疗仪的厂家、商家都在为自己寻找顾客。"降压鞋"、"降压仪"、"降压表"、"降压戒指"等广告满天飞,广告词说得天花乱坠,有的病人信以为真,买了降血压治疗仪使用后,发现血压有所下降就停服降压药了,这是很危险的。专家指出,降血压治疗仪的降压作用至今未得到医学科学的验证,它更不能有效地预防或降低高血压病所引起的心、脑、肾损害的发生率。有的病人用降血压治疗仪后出现的暂时降压现象,是病人的心理作用与休息状态下血压的波动现象所致的假象。目前尚无一种形式能代替药物治疗,高血压病人必须"老老实实"在医生的指导下坚持长期服药。

北京阜外心血管病医院刘国仗教授指出,高血压病的病因十分复杂,绝非广告所说的那样简单。正是由于高血压病是一个病因尚不完全清楚的疾病,虽然目前治疗高血压病的药物很多,疗效也不错,但均需长期服药治疗,以控制血压。在现阶段,治疗高血压始终应该坚持以药物治疗为主,再辅以其他的非药物治疗。切不可盲目相信偏方、保健品、降压仪器可以治愈高血压,这样反而会耽误了系统的治疗,使心、脑等重要的器官受损。

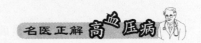

64 老年人的血压比年轻人高,不需要严格控制血压

认知误区

人年纪大了,血管硬化了,再加上多伴有很多并发症,因此不像年轻人,血压不需要严格控制。

正解与忠告

老年人的高血压有一定的特点,其中部分人只是收缩压升高,而舒张压不升高,被称为单纯性收缩期高血压。无论是单纯收缩压升高还是收缩压和舒张压都升高的老年高血压患者,积极控制血压对降低其心脑血管疾病的发病率和死亡率都是有益的。而且,许多老年患者在患高血压的同时还有冠心病、糖尿病、心力衰竭、肾功能不全等疾病,如果血压控制不好,血压就会助纣为虐,使这些病对人体的危害大大增加。

老年人接受降压治疗同样受益。目前研究表明,即使是在年龄大于80岁的老年患者中服用降压药物将血压控制在150/90毫米汞柱以下,依然可获益。同时在用药治疗时,应结合考虑合并的疾病情况选择合适的降压药。目前对于老年患者,血压至少应控制在150/90毫米汞柱以下。

对有些已经适应长期血压处于较高状态的老年患者来说,应该采用比较温和的降压药物,使血压逐步降低,平稳降压,避免短时间内血压降低幅度和波动过大,反而引起患者出现不适症状。对单纯收缩压升高的患者,需要密切随访血压,注意避免舒张压过低。

65 积极控制血压也不能达到长寿的目的

认知误区

有些中老年人在被确诊患了高血压病以后,精神十分紧张,生怕自己哪一天闹个脑溢血。因此,惶惶不可终日,总为自己的寿命还有多久担心,总认为得了高血压就不可能达到长寿的目的。

正解与忠告

其实,这种顾虑是多余的,也是极其有碍健康的。大量事实表明,高血压病患者只要在日常生活中治疗合理,同时注意精神情绪的调节和饮食起居的宜忌,就可以带病延年,甚至比正常人还要高寿。有关部门曾对江苏省某县249名90~98岁高龄的长寿老人进行了一次全面的健康检查,并进行了详细统计,结果发现这249名老寿星中,竟有145名患有不同程度的各种心血管疾病,其中冠心病和高血压分别排在第一、二位。而且,有些老寿星的心血管病史还很长,在69位患有高血压病的老寿星中,就有60位已患病多年,病史最长的一位老寿星,竟有40多年的高血压史了。这充分说明,得了高血压病并非一定使人短命。那么,高血压病患者怎样才能益寿延年得康宁呢?关键是要做到以下几点:

(1)精神调摄。人的精神状态和情绪变化,与疾病的发生发展有密切关系。高血压病人在大喜、大悲、盛怒、惊恐时,常使全身血管过度收缩,血压突然升高及脑血管活动失调,导致脑溢血的发生。因此,高血压病人要善于控制自己的情感,保持情绪的相对稳定。

(2)调理饮食。高血压病人饮食宜清淡,多食蔬菜及水果,如白菜、芹菜、萝卜、苹果、山楂、西红柿等。上述食品含有大量维生素C,能改善脂类代谢,降低血浆中的胆固醇和甘油三酯,同时能增加血管的致密性防止出血。要食用植物油,尽量少吃或不吃动物油、肥肉等。因动物脂肪可使人发胖,促进动脉粥样硬化。摄盐量应适当控制,过多进盐可造成体内钠离子的潴留,使病情加重。还要忌食过度辛辣刺激的食物及暴饮暴食。贪杯狂饮,可刺激中枢神经系统,引起交感神经兴奋,心跳加快,血压升高,引起脑血管破裂。

(3)慎于起居。强体力劳动或超量运动可使心脏排血量增加,全身肌肉收缩,腹压增高,血液相对集中于较大血管,引起血压升高而诱发中风。因此,高血压患者应忌过度劳累,注意劳逸结合,尤其是从事脑力劳动的高血压病人,更要注意白天适当休息,夜间保证睡眠。高血压病人的心脏储备功能较差,脑血管对脑血流量的调节功能减退。当体位突然改变时,如久蹲后突然站起,睡醒后突然下床,猛然回头等会产生脑急性缺血缺氧,而发生晕厥、摔伤,故体位改变时应注意动作缓慢。高血压病人冬季要特别注意防寒保暖。天气变冷时应及时加衣防寒,尤其是寒潮到来时,血压往往会突然升高,容易导致脑出血、脑血栓等危重并发症。另外,高血压患者切忌久蹲用力排便,否则,可使腹压增加,血压突然上升而诱发中风。如大便干燥时,应服用果导片或使用开塞露等通便药物,平时要养成按时大便的习惯。另外,性生活也十分消耗体力和能量,高血压病人要有所节制,防止在性交中发生意外。

(4)合理用药。高血压患者,应坚持长时间有规律地服药,但若血压下降过快、过猛,则可导致脑血流量不足,促进脑血栓形成。因此,服用降压药应从小剂量开始,使血压缓慢下降,以后长期巩固,保持平稳,减少波动。不论服用何种降压药,必须遵医嘱行事,不可自作主张随意服用,不可随意减量、加量或停药。应用每一种药物前,必须向医生询问清楚用法、副作用等,还要搞清怎样减少和避免副作用。使用降压药后应注意定时测量血压,根据血压的改善程度调整服药的剂量和次数。高血压病人真正做到上述几项要求,可使血压基本稳定,活到耄耋之年并不是非分之想。

66 血压正常后就可以停用降压药

认知误区

经过治疗,去年六月份,我的血压趋于正常,不吃药时高压115~120毫米汞柱,低压70毫米汞柱左右,没有什么明显不适。因此我就可以停用降压药物了。

正解与忠告

血压降至正常后就停药,这样做是错误的。高血压病人通常需要终生服降压药,停药后,血压会再次升高,血压波动过大,对心脑肾靶器官损害更严重。正确的做法是,在长期的血压控制后,小心地逐渐减少药物的剂量和种类,一般只对那些能够严格坚持非药物治疗,即健康生活方式的病人可以减药量。在减药的过程中,必须监测血压的变化。一些病人虽然服药,但频繁地自己换药,使血压上下波动不能稳定;还有一些病人,服药"三天打鱼,两天晒网",特别是血压正常就停药,血压升高又服药;其中有人是怕高血压会降得过低或长期服药会产生药物副反应。其实一些新的降压药,特别是进口或合资企业生产的药,使用说明书非常全面、详细,即使发生率非常低的不良反应亦被详尽列出。某些药品说明书很简单,但副作用也未必比它少。更多的人以为不适症状已消失,甚至于还有的认为高血压已被"治愈"了,随时测血压又嫌麻烦,便掉以轻心的停止服药,殊不知这种"短期行为"实际上是有害的,也是错误的,它是导致血压不能有效控制的主要原因。要知道,服药—停药—服药,结果导致血压降低——升高——降低,不仅达不到治疗效果,而且由于血压较大幅度的波动,将会引起心脑肾发生严重并发症,如脑出血等症,悔之已晚。大量的临床资料已证实,降压治疗的益处来自长期控制血压。美国曾经做过这样的观察,500 名高血压病人进行了为期 5 年的正规有效降压治疗,停药后发现其中 1/2 的病人在 8 个月后高血压又恢复原状,这足以证明长期坚持治疗的重要性和必要性。血压持续升高时,除非发生心肌梗死、心力衰竭或脑中风等严重并发症,一般不会自动恢复。所以,原则上应长期或终身治疗。需要指出的是,一些轻度高血压病人经治疗正常达半年以上,可试行停药观察,中、重度高血压病人可停用其中的一种药或减少药物的剂量,但仍应坚持非药物治疗,定期随访。如果血压回升或升得更高时,则应恢复原用药剂量或调整为其他药物,并坚持长久用药。因此,对于高血压病病人应坚持"三心",即信心、决心和恒心,只有这样才能防止或推迟重要脏器受到损害。

67 未经医师诊治,自行随意用药

认知误区

得了高血压不一定需要到医院看医生,自己到药店买点降压药吃上就好了。

正解与忠告

高血压的治疗必需经医师诊断后,根据病情选择合适患者的用药方案。但有些患者单凭道听途说或他人经验,甚至盲目参照广告宣传自行购药,结果常因药物并不适合自己的病情或用药不当,反而延误治疗。

一些患者听街坊朋友介绍某种药物有效,不去看医生或征求医生意见,直接买来自己服用,这是非常不科学的。这种做法实际上是将高血压的治疗简单化了。目前,市场上治疗高血压的药物多达几十种,各有适应症和一定的不良反应,患者的情况也各不相同,科学地、合理地治疗,需要在医生的指导下完成,自行购药服用,带有一定的风险性。

在众多降压药物中,不同药物有各自的作用特点、不良反应及毒性。普通人很难合理选用和科学配伍。高血压患者不要看看药名就自行购买降压药物。高血压患者一定要遵照医嘱服药,这样才能保证降压的有效性和安全性;用药过程中出现任何问题或者有了新的变化,医生也会做出相应的调整。但总有一些患者喜欢自己买药,别人说什么好就买什么,这样反而会贻误诊治时机。

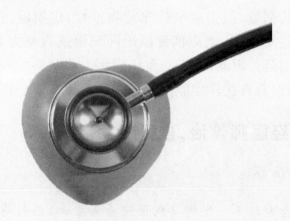

高血压分为原发性和继发性两种,原发性高血压的病因不明,与遗传、精神紧张和不良生活方式等有关,需要终身服用降压药物。而继发性高血压是由于其他疾病引起,高血压只是其临床表现之一,对这类高血压主要是治疗原发病。原发病控制了,高血压也自然痊愈了。因此,两种高血压治疗方式迥然不同。即便都是原发性高血压,由于个体情况不同,所选的降压药物也是有差异的。

对于高血压的患者,不但要注意血压水平,还要看看其是否存在心脑血管疾病发生的危险因素,如糖尿病,血脂异常等。另外,还要了解现在心脑肾的功能状态,以使治疗更为合理。而这一切都只能在医院完成。

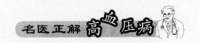

68 舒张压高一点不必服药

? 认知误区

我收缩压在 130 甚至 120 多毫米汞柱,舒张压在 100 或 95 毫米汞柱,我的收缩压不高,舒张压稍微高一些没关系的,不必吃药。

正解与忠告

这种认识是错误的,如果您不很好的控制,舒张压升高同样会造成靶器官损害,导致脑卒中、心肌梗死甚至心衰的发生。而且您如果不早期控制血压,等过两年,慢慢的收缩压也高上去了,舒张压高得更厉害了,这个时候再服药已经比较晚了。

还有一些年纪大的人说:"我现在不错,收缩压虽然稍高一点,但我的舒张压已经下来了",好像觉得这是个好事。这样的想法都是错误的。脉压差大了,也就是说收缩压与舒张压拉开了距离,越拉开越不好。正常人血压 120/80 毫米汞柱,就是脉压为 40 毫米汞柱,你却 120/40 毫米汞柱,或 170～160/50～40 毫米汞柱,那就麻烦了!老年人舒张压下降不是好事。因此,老年人舒张压不能低于 60 毫米汞柱,最好在 65～70 毫米汞柱,否则预后会不好。如果老年人的舒张压降得太低,心脑血管事件发生率会升高。脉压变大了,表明大的动脉血管变硬了。老年人的收缩压相对较高一些,收缩压过高也会使心脑血管事件发生率升高。因此,老年人应该把收缩压降到 140 毫米汞柱以下,至少尽量做到等于 140 毫米汞柱。有时候确实是比较难的,因为过高的脉压使舒张压到 70 毫米汞柱时可能上面收缩压已经到了 180 毫米汞柱了,服用常用的降压药通常都会使收缩压和舒张压一起降。这是一对矛盾,上面太高了不好,下面太低了也不好。

中年人工作紧张,应注意舒张压的升高。舒张压往往从 30

岁起血压每年升高 3～5 毫米汞柱,如果到了 50 岁一直还是那么高的话,10～20 年舒张压长期的小幅升高靶器官的损害就出现了,所以不要小看了只有舒张压升高那么一点点。3～5 毫米汞柱甚至 2～3 毫米汞柱,长期对心、脑、肾等靶器官都会有损害。因此,中年人舒张压在 90 毫米汞柱以上,就一定要用药了。

69 控制血压,光吃药就行了

❓ 认知误区

得了高血压,只要注意天天吃药就可以了,不用注意其他生活方面的问题。

正解与忠告

一个人之所以患上高血压是由多种因素所决定的。高盐饮食、肥胖是常见的生活影响因素。有的患者虽然天天都服药,并连续数月,但是血压控制仍不理想。分析原因与生活方式有关。例如口味重者讲究饭菜要咸,"无盐不香",不愿清淡饮食;肥胖者为了不亏待自己的嘴巴,不愿节食。临床工作中的经验提示,如果控制体重、限盐,这部分患者得了高血压,少服药甚至不服药也可将血压降至正常范围。高血压是个常见病、多发病,如果患者能够正确认识,在医生的指导下合理用药,治疗起来并不困难,继而减少脑血管病的发生率、致死率和致残率也完全有可能实现,这一点在美国、日本等发达国家都已得到证实。控制血压的正确做法是:患者除长期坚持服用降压药物外,还要在饮食、情绪等方面进行调节。比如,注意劳逸结合,适当地参加运动,保证充足的睡眠等。

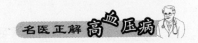

70 降压药物都能掰开吃

认知误区

血压相对控制较好时,如夏季的时候,吃药就可以自行减量,这时可以把以前吃的药掰开吃一半就可以了。

正解与忠告

其实这样是不可取的,因为有些降压药本来是能24小时作用的,如果掰开就成了短效药,疗效差后,血压也会波动。早期的降压药物如硝苯地平普通片(心痛定)由于吸收快,血药有效治疗浓度维持时间较短,因此患者服用后,往往会出现面红、心慌、头痛、头胀等不适,并因为血药浓度波动大,不能长时间、平稳降压,所以必须一天之内多次服药。上述现象均对患者病情和生活带来一定的不利影响。为此,近些年来,开发出一些长效降压药物及缓释和控释剂型的降压药物,给高血压病患者带来了福音。

经过现代工艺技术制作的降压药物,其剂型可按照预定要求,以缓慢、非恒速的方式释放出药物中的有效成分。而控释制剂口服后,则以缓慢、恒速或接近恒速的方式释放其中的有效成分,从而克服了前述普通降压药易出现的不利因素,以使血压中药物浓度逐渐达到有效浓度,减少不良反应的发生,并且维持治疗时间可达24小时以上,因而可从每日服用降压药3~4次,减少到只需服用1~2次即可。

患者了解降压药物的剂型特点之后,服药时就不应破坏药物的结构和该类药物设计者的初衷,要充分利用缓释及控释口服制剂的优点,避免不良反应的发生。患者在用药之前,应仔细询问医生或阅读药物说明书。为了防止初期服药可能会带来的不适应,因此缓释及控释类降压药物的剂量设计均偏小,很少需要再分割服用。如果患者每日口服一片药物,血压仍明显下降,可采取隔日服药的方法。部分降压药物,在设计时已考虑到患者的需要,为此在药片上压制了等分线,说明是可以从中掰开的。如果药片上没有等分线,一般来说是不宜掰开服用的。如果掰开服用,可能破坏药物原有的缓释结构,将缓释片变为非缓释剂型。服用后可能引起血压骤降。如非洛地平缓释片(波依定)等降压药物则不宜掰开或嚼碎服用,应该整片吞服。

71 降压药物越新越好,越贵越好

❓ 认知误区

得了高血压,应该根据自己的经济情况尽量的选择贵的、新的降压药或者是进口药。因为贵的、新的降压药一定会有更好的效果。

正解与忠告

门诊上经常有患者点名开药,让医生开广告上推荐的新药,或者要"最好的,最贵的"药,这是不可取的。一是有些广告上所谓的新药并不一定新,许多成分都一样,只是不同厂家使用的商品名不同而已;二是广告上推荐的新药在治疗效果上也不一定比临床上使用多年的老药好,任何一种药物都要通过长期的临床验证;三是新药效果好,也不一定适合每一个人,降压药物和其他所有药物都一样,贵的不一定是最好的,只有适合您的才是最好的。有些广告吹嘘某种药物可以包治百病,甚至可以根治高血压,这纯粹是一种误导,千万不可轻信。

一些经济条件较好的患者,总是希望医生给他开最好的药,在他们眼里,贵药就是好药。我们知道,降压的一线药物有5大类,它们各有特点,不能说哪个最好,只有根据不同患者的自身特点选用合适的药物,才能真正达到在降压的同时保护心、脑和肾功能的作用。

一种理想的降压药应具有如下 5 个特点:一是具备有效的降压作用,并不产生耐药性;二是能抑制和逆转高血压所引起的心、脑、肾和血管损害;三是能减少或不增加心血管的其他危险因素,如血脂异常、高血糖、高尿酸血症等;四是不加重伴有的其他疾病如慢阻肺、糖尿病、冠心病、肾功能不全、心衰等;五是服用方便,无不良反应。只要符合上述五点,不管是老药还是新药都是好药。对每个具体患者来说,能有效地控制血压,并适宜长期治疗的药物,就是好的降压药物。

72 是药三分毒,尽量不吃或少吃降压药

认知误区

俗话说"是药三分毒",降压药可能损害肝、肾,因此降压药能不吃尽量不吃,必须吃则尽量少吃。

正解与忠告

确实,药物是一把双刃剑,用药不正确会带来很多问题。但请大家放心,经过严格审批上市的药物,基本上都是安全有效地,不必过虑。服药犹如生病,都不能依个人的主观愿望,而是客观存在的,一切根据需要来决定。因此,在推荐使用剂量范围之内这些药物通常非常安全,即使长期甚至终身服用也不会对人产生伤害。只要需要,我们就应该在医生指导下服药。

科学研究证实,降压药物可以有效地降低血压,降低中风与心肌梗死等严重心脑血管疾病的风险。因此,不能因为害怕降压药物的不良反应就少吃甚至拒绝服用降压药物。事实上,在医生指导下服用降压药物还是非常安全的。

选用降压药我们当然尽量要权衡利弊,有的药虽然有点不良反应,但因为降压的优点比这些缺点要大得多,那我们还是一定要服用降压药。此外药物的所谓副作用,也只是在少数人中出

现。如果怕肝脏受损、怕肾脏受损、怕药物不良反应就不用药,带来的后果将必然会很严重。

要知道现在绝大部分药都是通过肝脏代谢、肾脏排泄的,但这并不代表肝、肾功能会有损害。患者应该根据自己的肝肾功情况,与医生沟通好后再用药。如果你有脂肪肝、肝功能不正常,那么尽量选择不通过肝脏代谢的药物来降血压;如果患者的肾功能不太好,我们会尽量选择同时通过肾脏和胆道排泄的药物,尽量保护患者已经损害的肝肾功能。但如果不用降压药物,卒中、心肌梗死、心力衰竭、肾衰竭等都可能发生,所以高血压病患者应该权衡利弊,选择合适的降压药物,坚持长期服用。

对于有不良反应的患者,我们可以联合用药,并调整用药剂量。同样两个药一起用,剂量可以减少,这是因为药物之间可以起到相互协同作用,达到 1 加 1 大于 2 的效果。降压药物联用时,不但可以减少用药剂量,而且可降低药物不良反应。例如钙离子拮抗剂非洛地平可引起心率快,血管扩张;β受体阻滞剂美托洛尔可引起心率慢,这两种药物联合应用正好取长补短。诸如此类还有很多科学的药物联用方法,每个患者可以根据自己的情况,咨询医生选择合适自己的联合应用方案。

73 不愿药物治疗

？认知误区

有些病人虽然已被确诊为高血压病,但自觉没有什么特别难受的症状,或对吃药感到厌烦,或担心吃药上瘾,或担心药物会有副作用而拒绝服用降压药。

正解与忠告

其实这种认识是完全错误的,这些患者不接受药物治疗,血压长期得不到有效控制,久而久之,势必对心、脑、肾等重要器官

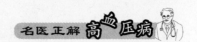

造成损害。我们知道,控制血压的目的是保护靶器官,防止高血压引起的心脑血管意外、高血压肾病等并发病。对于血压在150/90毫米汞柱左右轻度的血压偏高患者可以先不吃药,通过改善生活方式来进行调控,如果观察3~6个月血压控制不好,就必须用药物控制。长期的临床实践证明,治疗高血压的药物副作用是可逆的、轻微的,只要严格按照医生的指导用药,应该是安全的,因此高血压患者不要害怕药物治疗。

调查发现:有的高血压患者因为无症状,仅在查体时发现血压增高,长期不服用降压药物,使得血压一直处于高水平。其主要原因是对高血压病的危害性认识不足,加之无明显症状而不服药。事实上,患有高血压病的患者一般可以没有特殊症状,即使有症状,大约1/3是心理压力所致,1/3是与服用降压药物的副作用有关,只有1/3与血压升高真正有关,且症状与血压水平也未必一致。有的人则认为自己血压只是偏高,处于边缘状态,不需要治疗,也未引起重视。事实证明,这种1级高血压同样会对人体产生危害。还有的患者因长期适应了较高水平的血压,一旦服用降压药物后,血压下降至一定水平反而不适应,则可能出现头痛、头晕等症状,随后则不再用药。岂不知,持续高血压会造成心脑肾等重要脏器的损害。

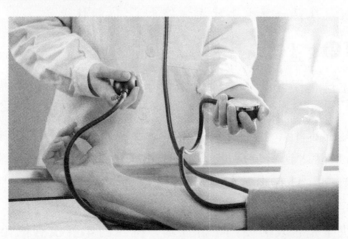

正确的做法是,不但要服药治疗,而且要坚持长期服药治疗。应该说,当确诊为高血压病时,即使是无合并内脏损害的 1 级高血压,在单独使用非药物治疗如饮食控制、增加运动、心理调节等未能使血压稳定控制在 140/90 毫米汞柱以下时,就要进行药物治疗。回避患病的现实,认为"一旦服用降压药物,就是终生离不了,不能接受"。这是非常不可取的一种态度。诚然,高血压病治疗往往是终身性的,但这与某些精神药物的成瘾性完全是两码事。要充分认识到:高血压不仅仅是血压升高,而且会损害多个脏器。即便控制了其他危险因素,基线收缩压每升高 10 毫米汞柱,脑卒中发病的相对危险性增加 49%;舒张压每升高 5 毫米汞柱,脑卒中的发病的相对风险增加 46%。大量的研究结果证明,坚持认真服药,把血压控制在正常水平＜140/90 毫米汞柱,同样可以有健康人一样的生活质量,同样可以延年益寿。相反,讳疾忌医、视药如虎,那么,高血压病导致的严重的心脑血管等疾病的发生只是时间早晚的问题。

74　一旦服用降压药,就会药物依赖,无法停用

认知误区

据说降压药一旦吃上就无法停止了,依赖性很强。

正解与忠告

产生这一误区的主要原因是由于不了解高血压的发展和病理过程。实际的情况是:如果不及时治疗高血压,血压就会长期处于较高的水平。不仅使并发症相继发生,而且使以后的治疗更加困难,难以达到安全标准。所以,高血压同糖尿病一样,多数需要终生治疗。只有少数轻症患者可以短时间停药或暂时停药。再者决定用药时间的长短与能否停药,主要取决于病情本身,而不是取决于是否及时使用了降压药。降压药本身没有依赖性,也

不成瘾。所以，大可不必"谈药色变"。如果停药后血压再次升高，就必须连续服药。

75 血压一高就要吃药

? 认知误区

我体检发现血压高，人家都说高血压危害大，因此应该赶紧吃上降压药。

正解 与 忠告

有的人偶尔一次测量血压升高，就急于用药。这种做法也是错误的。我们知道，一天当中，人的血压是波动的，正常人在某些特定的情况下血压也可以一过性升高，比如紧张时，刚刚运动完后。一次测量血压高，不等于患了高血压病。因此不应急于药物治疗，应动态监测血压情况，如果发现不同时间，多次测量血压均高于正常，这时应及时就诊，让大夫判断您是否需要药物治疗。还有一些高血压患者治疗心切，常常擅自加倍服药或数药并用，数天内血压大幅下降，由于降压过快会导致大脑供血不足，引起脑梗死等严重后果，有的患者血压一降到130/80毫米汞柱，就赶紧停药或减量，担心继续服药血压会继续降低，其实这时可能药物作用可能已达到一个平衡状态，血压不会进一步下降。

其实，是否服用降压药物应该咨询专科医生，而不要自己盲目服药。首先应该弄清楚你是否真的患了高血压病？目前，对高血压的诊断标准为，安静状态下，连续3天不同时间内3次测量血压收缩压≥140毫米汞柱和/或舒张压≥90毫米汞柱。

确诊高血压后，临床上重要的检查步骤是寻找高血压的病因。在绝大多数患者中，高血压病因不明，称为原发性高血压，即高血压病。大约有5%的患者，血压升高是由于某些疾病所继发的，称为继发性高血压。对这类患者的治疗更重要的是针对相关原发病,而不是仅仅针对高血压这一症状。

即使是真的诊断为高血压病,也并不是所有病人都需要立即服降压药物。应首先从控制饮食、调理生活、加强锻炼、减轻体重等方面采取措施。仍控制不理想时,就诊咨询专科医生,选择药物治疗。在治疗时,一定要把自己有什么病全部告诉医生,以便于医生选择降压药物。应根据具体情况:如果发现高血压时血压已高于 180/100 毫米汞柱,并经过多次测量证实,应马上服用降压药物。如果是处于 1 级高血压,且时高时低,可选择进行"非药物治疗",如锻炼、减肥、限钠、补钾、补钙、排除心理因素等。治疗3～6 个月,若血压还降不下去,才考虑用降压药物,而且使用时也要注意从小剂量开始。

76 降压药要经常换

❓ 认知误区

有些高血压患者,服用降压药物后血压长年稳定,未见不良反应,但顾虑长期用一种药物是否会有副作用? 是否会出现"耐药",使得降压效果下降。或听说×××药效果特别好,于是频繁更换降压药物。

正解与忠告

其实这种担忧是多余的,因为降压药物与抗生素不同,久服一般不会产生耐药性。人体对一种药物降压效果有一个适应过程,一旦起到降压效果,就说明该药正合适调整某个引起血压升高的环节,如果此时换药,血压就会波动。此外如果用了一种降压药,疗效满意,没有不良反应,就不应该调换。只有在用了该药后,疗效不佳或出现不良反应,医生才会给你换药。如果是降压疗效不够,血压未降到正常,但是没有不良反应,可能是剂量不足,就适当增加剂量。如果剂量已达足量,不能再增加,就要加另一种降压药,二药合用。如果有不良反应,且无法耐受,那就必须停用,改用其他类降压药。

调换降压药还有一个缺点,就是原来你服用一种降压药,经过几次门诊,医生已摸索出你的合适剂量,取得很好疗效,如果经常更换,那就要经常摸索剂量,不断调整。是否你对任何一种降压药都能取得同样的良好疗效,而又没有不良反应,也只能在实践中来显示,无法预测。这种不断调换,不断摸索剂量,有什么意义呢?

另外,每个人对药物的适应性各不同,对别人效果好的药不一定对你合适。所以,降压药物不宜频繁更换。

77 太早用药,以后无药可用

❓ 认知误区

一部分高血压患者认为,降压药用得太早会导致以后用药无效,如现在症状不重就不要用药

正解与忠告

其实这种认识是错误的且非常危险。高血压病根据个人情况可选择药物治疗和非药物治疗两种治疗方法。高血压病患者如果血压轻度升高,一般可先进行非药物治疗:适当限制钠盐;戒烟限酒、控制体重、坚持体育锻炼、避免长期压力过大和情绪紧张、保持充足的睡眠、做到劳逸结合。有的患者通过非药物治疗可达到防治的效果,但是对于某些患者就必须口服降压药。因为血压升高后,心、脑、肾等多个器官会在不知不觉中受到损害。血压控制得越早,越能预防心、脑、肾受到伤害,其远期的预后就越好。如果等到这些脏器出现了并发症,就已失去了最佳治疗时机。

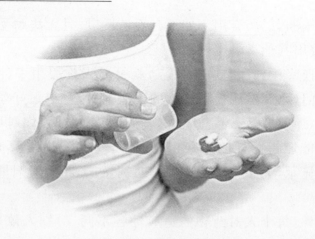

78 年龄大了,血压自然会增高,不必再服药

认知误区

年龄增长血压增高是自然现象,不必药物治疗。

正解与忠告

随着年龄的增长,人体内的大小血管会出现不同程度的弹性功能下降(或称为动脉硬化)。通常,收缩压在中年后会持续升高,舒张压则在进入老年后引大动脉硬化而不再上升甚至有所下降。一些人想当然认为,年龄增长血压增高是自然现象,不必药物治疗。其实这种认识是错误的。

血压水平随着年龄升高绝非必然,更不能称为自然升高,而是一种病理现象,有非常严重的后果,需要持续服用降压药物控制血压,以降低心血管疾病的风险。另外,通过限制钠盐摄入、加强体育锻炼等措施,可以延缓硬化的进程,使动脉血管在老年期仍然富有弹性,维持正常血压。

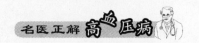

79 服药影响肝肾功

认知误区

降压药物都是西药,吃了都会影响肝肾功,中医大夫说我肝、肾不好,因此我不能吃西药降压。

正解与忠告

绝大部分降压药都是经肝脏代谢和肾脏排泄的,但这并不表示对肝肾功能都有损害。各种药物对人体都有不同程度的不良影响,由于每个病人的反应性不同,不良反应的表现也可各有不同。

有些人由于担心降压药物的不良反应而不敢应用。实际上,仅有很小一部分人服用降压药物会有不良反应,相比高血压致残、致死的严重后果而言,服用降压药物利大于弊。

80 凭感觉服用降压药

认知误区

得了高血压可以凭感觉吃药,如果头晕、头痛说明血压高,这时需要服用降压药,如果没有头痛、头晕,则不需要服用降压药。

正解与忠告

一些高血压患者凭感觉用药,头晕吃药,头不晕不吃药。其实,血压的高低是无法感觉出来或估计出来的。没有不适感觉,并不能说明血压不高。血压的高低与症状的轻重没有明确的关系。高血压患者应定期测量血压,如每周至少测量血压1次。不能"跟着感觉走"。

还有些人在血压降至正常后就停药,这是非常有害的做法。

停药后,血压会再次升高,导致血压波动,加重对心、脑、肾等器官的损害。

81 去医院复查前停药

❓ 认知误区

去医院复诊前应该停服降压药,这样看病时大夫测量出的血压更真实,更有利用大夫对病情掌握。

📄 正解与忠告

一些高血压患者去医院复诊前习惯停止服用降压药物,认为停药后血压测量的更真实,这是个错误的做法。这也是常见的一个误区,部分患者去医院复查前停止服用降压药,认为这样测得的血压更具有真实性更有参考价值。恰恰相反,复查测量血压的意义在于评估用药的疗效,以便及时调整降压策略。此外,因为降压治疗是一个长期过程,医生更关注服药后血压水平。因此,降压药无论在何种情况下都不能停服。

82 靠输液治疗高血压

❓ 认知误区

随着天气转凉,社区医院有很多像我一样来测血压的老人。大伙儿血压基本上都在高压 140～150 毫米汞柱,低压 90～100 毫米汞柱。但有些老人说自己有些头晕,后颈部不适,要求输液,他们普遍认为输液可以治疗高血压。

📄 正解与忠告

其实这种认识是完全错误的,高血压的治疗主要是依靠长期、规律、有效的服用降压药物治疗,输液只能用于高血压急症。

除了高血压急症,如高血压危象、高血压脑病需要静脉点滴降压治疗外,一般的高血压是不需要输液治疗的。有的人认为输液能活血化淤,改善循环,预防血栓。其实短暂输液,对预防血栓是没有作用的。

83 频繁换药

? 认知误区

我是今年元旦后新确诊的高血压患者,如今一个月过去了,我在不同医院看了好几拨大夫,换了好几种新药,还吃了很多病友推荐的药,血压一直都降不下去。

正解与忠告

有的患者得了高血压,总是想很快把血压降下来,频繁到医院就医,不停地换医生,一种药物吃上1~2天测量血压没有降到正常,就认为医生水平不行,药开的不对症,于是再次到医院换药。其实这种做法是完全错误的。我们知道目前的降压药多是缓释制剂,它们多具有平稳降压,缓慢降压的特点,一般不会在1~2天的时间内将您的血压降至正常水平,但如果您坚持服用,一般2~3周左右后,血压均会平稳降低。如果操之过急,势必会不停地换药。这样会不利于血压的控制。

此外有的患者不按医嘱服药,去吃病友或药店推荐的药,也会出现间断用药或频繁换药等问题。间断性服药,即血压升高时服药,血压降为正常时马上停药,这样会造成血压大起大落。还有些人服药后,几天没看到效果,就要求换药,使得血压不断起伏,不能有效控制。实际上,大多长效降压药需要2~4周,才能充分发挥降压效果。请遵医嘱规范用药。

84 闷头吃药,不看效果

？认知误区

确诊高血压后,吃上降压药就好了,不需要定期到医院复诊,上医院看病多麻烦!

正解与忠告

这种闷头吃药,不看效果的认识是完全错误的。降压不仅要将血压降至目标水平,而且要长期稳定。首先,要定期测量血压,检验疗效。其次,降压强调个体化用药,要坚持每天或每周定期测血压、做记录,掌握用药量与血压变化之间的关系,了解需要用多大剂量或怎样联合用药,才能使血压稳定在理想水平。最后,要坚持定期复诊,医生会根据你的记录,更准确地指导你调药。

85 别人吃什么药,咱也跟着吃什么药

？认知误区

门诊上经常看到一家多人都患有高血压病,吃一样的药,结果有得血压控制的好,而有的控制不好。有的高血压患者不到医院看医生,而是根据别人的经验,自己到药店买降压药。

正解与忠告

我们说这种认识是错误的。每个人的身体素质和具体情况是不一样的,所以高血压治疗有个体差别,要具体情况具体分析,别人有效可能对自己无效,甚至非常有害。高血压的合理治疗,需要根据全身情况选择最佳药物,需要在有经验的医生指导下进行。自行购药服用,带有一定盲目性、片面性,也有一定的不安全的因素存在。所以,应先经医生诊断,做必要的化验检查,及对心

脑肾等功能的测定,然后进行治疗。千万不能凭想像,也不能一味追求那些新药、特药,或认为价格越贵越是"好药"。

有位高血压患者,比较热心,自己用硝苯地平缓释片效果很好,马上就告诉他的朋友,朋友正为找不到合适的降压药而发愁,马上也服用这种药物,结果吃了一段时间,心慌、脸红,下肢水肿,难受的不得了。这是怎么回事呢?高血压病病情复杂,临床分型很多,每个人对药物的反应性、适应性和耐受能力又各有不同,各种降压药的性能也各异,因此,不能用同一个固定的模式服药,而应坚持"个体化"的用药原则,如美托洛尔适合于心率较快,无传导阻滞的患者,但对于那些心率慢,有严重肺部疾病的患者则应该禁用。

当今的降压药主要分为 5 大类,有上百种药物。他们的药效各有不同,不同高血压病患者的血压水平、危险因素、相关疾病、遗传基因可存在差异,这些就决定了不同患者间治疗上明显的个体差异,医学上称之为"个体化。因此,认为"老张有效老李也有效不但是错误的,而且可能是危险的。因此,应该服用什么药,怎么服,都要听从专科医生的指导。高血压患者应在医生的指导下,正规治疗,不可单纯依靠别人的经验服药。

86 降压药吃的种类越少越好

认知误区

降压药都有毒副作用,因此吃的种类越少越好。

正解与忠告

对于很多高血压患者来说,单一药物并不能使血压降至理想水平,一般来说,单用一种降压药物,能够使血压降低 10～20 毫米汞柱。如果单用一种药物不能将血压控制得很好,主张联合使用 2 种或 2 种以上的降压药,而不是增加单一药物的剂量。单一药物剂量增加常伴随不良反应的加大,患者往往难以耐受,因此,需要联合用药。70％以上的高血压病人需 2 种或 2 种以上降压药才能使血压达标。联合用药能减少各自药物的用量,减少副作用并提高疗效,对靶器官有协同保护作用。一种药物加倍,不如两、三种药物搭配。

87 看一次病,照方购药,长期不复诊

❓ 认知误区

我得了高血压,医院里大夫给我开了药,吃上药后,症状明显减轻,偶尔测血压也不错,因此我不用定期去医院复诊了。

正解与忠告

每个人的治疗方案不是一成不变的。由于各种原因,血压都会有所波动,比如在冬天,由于天气寒冷,血压会高一点,夏天血压就比较平稳,那么就可以在医生的指导下增减药量。不到医院检查,自己长期照方购药,这样难以发现药物的不良反应。也难以达到降压治疗的目的。完全可以到药店购药,但一定要到医院复查,这样才能更好地控制血压,有效减少心脑血管并发症。

88 降压药越便宜越好

❓ 认知误区

只要是降压药,都可以把血压降下来,因此降压药越便宜越好。

正解与忠告

有人片面强调便宜,却不知道便宜有时没好货。药品定价是根据生产成本和市场因素制定出来的。每一类药物都有便宜的

和贵重的。对于药物的选择,医生要根据患者的经济状况决定。如果经济承受能力很低,就应该给患者多开一点比较便宜,而且疗效不错的国产药物。病情比较重,经济实力能够承担,不妨让患者多吃一点价格比较贵的进口药。当然,病情稳定了,也可以再进行调整。一味地强调药物的便宜和贵重,都是不科学的。须知道,贵重的药物不一定是好药,便宜的药也不一定是好药,对疾病有效才是好药。

89 降压药物经常漏服没关系

认知误区

我工作忙,经常忘了吃降压药,偶尔漏服降压药没事的。

正解与忠告

许多人虽然经常吃药,但往往不按时服用,有遗漏现象,这种服药方式等于半途而废。高血压的疗效是防和治的结合缺一不可。欧洲和美国每隔5～6年都要颁布一次新的高血压标准指南。为什么我们的高血压控制率非常低呢?主要是防治结合得不好。治疗不彻底,只能是越治病人越多。目前,了解高血压的人群比例在中国很少,只能达到30%～40%。知道患有高血压以后,只有一半人接受治疗,而接受治疗的人当中,只有一半或三分之一的人得到有效的控制。曾经有统计资料表明,高血压控制率城市是4.2%,农村为0.9%,平均2.9%,现在也不过10%左右。这个比率是相当低的。美国的高血压控制率是34%,70%的美国人能意识到高血压,59%的人能及时接受药物治疗。高血压是终生疾病。目前对高血压,尚无彻底根治办法,需长期规律服用降压药来控制血压。但有的患者服药,三天打鱼两天晒网,极不规律。断续治疗:高高、吃吃、停停、又高高……使血压长期处于大幅度波动之中,长此下去,必然会对心脑肾造成不同程度的损害。

所以,确诊高血压的患者要持续用药,血压正常后继续服用维持量,防止血压反弹。

90 每年"冲"两次血管,来降低血压,预防偏瘫

认知误区

得了高血压,应该每年住几次院,打打吊针,冲冲血管,这样就不会得脑梗和心梗了。

正解与忠告

有人喜欢每年"冲"两次血管(用中药静脉打点滴),来降低血压,预防偏瘫、心脏病等,这是错误的。"冲"血管的药,大都是活血化淤、扩张血管的中成药,一般降压幅度很少,药效持续时间很短,目前还没有一种静脉输液用的药物,输上几天,能维持一个月、两个月而血压达到理想水平的。对于一个慢性高血压病人来说,一时的静脉输液达不到长期降压和稳定血压的目的。只有规范、合理的口服降压药才能使血压达标,减少心脑血管等疾病的发生。

91 丹参片、保心丸等当成降压药

认知误区

丹参片这类药就是降压药,吃了可以有降压作用。

正解与忠告

丹参片、保心丸等药物对冠心病的治疗有一定益处,却并不具有确切降压作用。高血压病人如果将这些药物当作降压药服用,十分可怕。若血压很高又没有很好控制,而服用这些活血化瘀的药,反而会增加脑溢血的危险

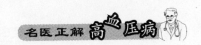

92 中药比西药安全，拒绝服用西药

？认知误区

西药说明书上那么多副作用，而中药安全无毒，没有副作用，因此降压应该吃中药。

正解与忠告

目前临床上所使用的中成药降压药，大多是中草药与西药的复方制剂。其降压的有效成分仍然是其中的西药成分。而中药成分主要起辅助、协同作用。随着现代医学研究的深入，科学家们已经认识到中草药和/或中成药在降压治疗中地位很有限，降压效果不确定、对靶器官保护作用也不明确。近年来陆续发现有些中草药与中成药制剂的副作用发生率也并不是想像中的绝对没有，有些副作用还比较严重。因此，我们不建议单纯应用中草药和/或中成药为主的降压方法来治疗2～3级高血压。有人认为中药的副作用小些，实际上所有的药都是有一定的副作用的，因中药的毒副作用而造成致残、致死的情况也常有报道。中成药降压药如珍菊降压片、复方罗布麻片都是短效降压药。必须每天按时服用三次。如果一天只吃一次，或没有严格按时服用，不但不能维持降压作用，反而使血压发生大的波动。其副作用可能比长效降压药还要多些。另外，看药物的副作用也不能以说明书为准，正规生产的西药使用说明书非常全面、详细，即使发生率非常低的不良反应亦被详尽列出。而某些中成药药品说明书很简单，但副作用也未必比它少。拒绝吃西药这个观点需要纠正，提倡服用经科学证明有效和安全的药物。目前，全世界广泛使用的五大类一线降压药，通过多年的大型研究和临床观察，证实是安全有效的。

有些人过分听信广告宣传，认为中药治本，只服用中药。殊

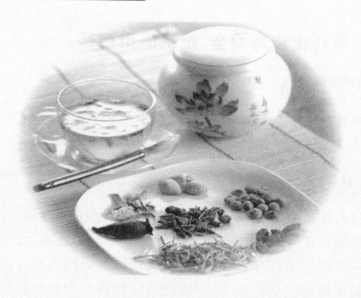

不知近年来一些治疗高血压的所谓的中药制剂中均掺入了西药成分。由于这些西药成分大多是些短效降压药物,服用后血压波动大,停药后,血压还会反跳。中医中药应当是辨证施治的。高血压也应分型辨证治疗,才能有效。继中医治疗后,还应用西药降压来维持巩固疗效,才能防止出现并发症。特别指出的是中药复方制剂:"复方降压片"含的西药成分:利血平、氢氯噻嗪、双肼屈嗪、异丙嗪;"珍菊降压片"含的西药成分:可乐定、氢氯噻嗪。"北京降压0号"含的西药成分:利血平、氢氯噻嗪、双肼屈嗪氨苯蝶啶。"复方罗布麻片"含的西药成分:双肼屈嗪、胍乙啶、氢氯噻嗪等西药成分。利血平长期应用有引起抑郁症的可能。复方罗布麻片及珍菊降压片虽然内含少量中药成分,但仅起辅助作用,如珍菊降压片中的珍珠层、野菊花可减轻可乐定口干及头晕的副作用。因此不属于中成药的降压药。降压作用主要依靠西药成分起作用。此类药物均含有氢氯噻嗪,长期服用可影响患者糖脂代谢,因此,高血压伴糖耐量减退、高脂血症者慎用。中老年人服用含利血平为主的复方降压制剂,需注意精神症状,若有抑郁症,应立即停药,以免发生意外。老年人,尤其合并糖尿病时,由于神经调节功能差,易出现体位性低血压,含胍乙啶的复方罗布麻片易引起起床直立后低血压而摔倒,因此要慎用。有胃炎、胃溃疡者不宜服用复方降压片,以免发生消化道出血。

93 服药后出现不适后就停药

❓ 认知误区

西药有很多副作用,如果服药后出现咳嗽、头晕、水肿等情况,应该立即停药。

📄 正解与忠告

一些药物开始治疗阶段常有一些不适症状,也即是不良反应和副作用,如硝苯地平、非洛地平等易出现头痛、足踝部水肿等;卡托普利、依那普利等易出现刺激性干咳、头晕、血管神经性水肿等;有些患者由于病程较长,习惯了高血压状态,在血压下降的早期可能出现头晕、头痛、心慌。因而认为治疗还不如不治疗,干脆停药。其实上述药品的不良反应在坚持服药一段时间(7～10天)后经常可自行消退。卡托普利、依那普利等易引起刺激性干咳,一般在服药后二周左右出现,并呈进行性加重,要注意识别,实在不能耐受可更换其他类型降压药,比如血管紧张素Ⅱ受体抑

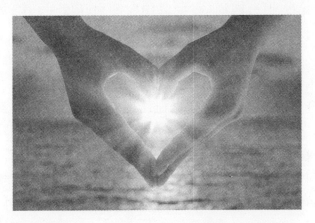

制剂如缬沙坦、氯沙坦、厄贝沙坦等。有些副作用可以通过联合用药来克服。如当服用硝苯地平等钙离子拮抗剂类降压药物出现双下肢水肿时,可以联合应用噻嗪类利尿药来减少水肿的发生,并增加降压效果。另外,还要注意定期到医生处随诊,这样不但有利于了解降压效果,也有助于及时发现可能存在的药物不良反应。

94 只顾服药,不注意血压监测和记录

认知误区

得了高血压只要吃上降压药就可以了,没有必要每天量血压。

正解与忠告

在降压治疗过程中,许多患者只知道服药,不知道血压的监测,不了解自己服药后血压是否已经降到正常水平或达到目标血压。其实,这也是一种误区。实际上很多患者降压药吃了,但血压根本未降到目标水平。对于这部分患者而言服药与未服药并无差别,血压降不下来,达不到目标水平,其对心血管危害就无法降下来,因此,建议大家不但要注意及时足量服用降压药物,还要定时监测血压水平。建议开始治疗的一周内,应该每天坚持监测血压1次;第二到第四周,至少每周监测血压2~3次;第二个月内至少每周监测血压1~2次;以后至少每月监测血压2~4次;如果条件允许,最好在服药治疗前和服药2个月后查一下24小时动态血压。另外还要注意遇季节变化、情绪波动或自我感觉不适时都要进行血压监测,并根据血压变化情况及时调整药物剂量与品种。

此外,在降压治疗中,我们也十分强调个体化用药。究竟怎样才能达到"个体化",不是简单一句话,而是要做许多实际工作的,其中一项便是坚持每日或每周定期对血压的监测并记录,以

便掌握用药与血压变化的关系,了解需要用多大剂量或怎样地联合用药能使血压稳定在理想水平上,同时有利于医生更为准确指导患者用药。所以,高血压病患者应学会测量血压的正确方法,也可用电子血压计进行监测,做好记录,定期与主治医师联系,以使降压达标率得到提高和用药实现"个体化"。

95 血压升高时立即服用硝苯地平

❓ 认知误区

如果血压控制不好或突然升高,应该立即舌下含服硝苯地平(心痛定)等速效降压药物。

正解与忠告

一些小医院,医生会叮嘱患者:在血压升的比较高的时候,立即在舌下含服一片硝苯地平(心痛定)。从临床看,它已经成了很多老年人的用药习惯之一。这样做确实可以在很短的时间内达到快速降压的目的,但实际上,我们已经不推荐患者采用这样的措施降压。它最大的危险就在于引起血压波动过大,对脑血管的危害较大,极易引发脑梗死或者脑供血不足。

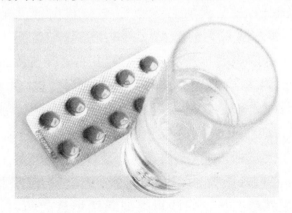

96 长期服用降压药物会产生耐药性

认知误区

如果长期服用降压药,就会产生耐药性,因此降压药要间断吃。

正解与忠告

很多高血压患者问:高血压患者长期服用降压药物,会不会产生耐药性? 高血压患者必须坚持长期服用降压药,不能随意停药。既然要长期服用,所以研究高血压药物的专家和学者们,早就考虑到降压药物长期服用是否会产生耐药性的问题。市场上的降压药,都已经经过科学研究,如果长期服用会产生耐药性,则该降压药不能上市,国家的药品审查监督部门也不会批准它。有些患者开始服用一种降压药,血压很正常,但是过了一两年后,血压升高了,这不是因为药物产生耐药性,可能是患者的病情发生了变化。因素很多,像有些地方四季变化明显,夏天高温时,血压有所降低,冬天寒冷时血压有所升高。因此应根据血压水平,调整降压药物的品种和剂量。有的人今天吃硝苯地平控释片(拜新同)加尼莫地平,过两天加尼群地平,过一段时间又是拜新同加波依定,这些都是同一类的药而反复吃,一会儿是长效的一会儿是短效的。还有的患者早晨吃了珍菊降压片,下午又加吃复方降压片,自己还觉得蛮有道理,说是避免产生"耐药性"。

"耐药性"一般是长期服用抗菌药物,体内的病菌会产生耐药性,使疗效降低。降压药并没有这个耐药性,所以我们不必今天吃这个药明天吃那个药,挑换花样。尤其是我们现在主张用长效降压药物,它的降压效果产生比较慢,比较持久、平稳,服用的时间越长作用就越明显。像沙坦类如缬沙坦这类药,长期服用不但不会产生耐药性,而且会对心脏和肾脏起到保护作用。因为它是一个长效的降压药,服用的时间越长,心、脑、肾等靶器官的保护作用就越明显。所以不要认为我吃了两个月缬沙坦,换一个氨氯地平,过两个月再换一个吲达帕胺,觉得这样就比较好,实际上是一种不正确的方法。

97 降压药物可以说停就停

❓ 认知误区

我长期服用降压药,血压控制不错,因为要出差一段时间,吃药不方便,所以就停用了降压药,降压药可以说停就停。

📄 正解与忠告

长期服用降压药的高血压患者,如果突然停药,可使血压反跳而引起一系列反应,临床称为降压停药综合征。主要表现为血压突然升高,引起头昏、头痛、乏力、出汗等一系列症状,有的患者还可因血压骤升并发心血管痉挛、心肌梗死或脑血管意外而危及生命。这是由于部分降压药长期服用后使机体对其产生依赖性,一旦突然停药而出现的反跳现象。故长期服用降压药的患者切忌突然停药,而应逐渐减少药量,平稳过渡,以保证安全。

在降压药物中有些药物不能突然停用。如在降压药物中有一大类药物是β受体阻滞剂,临床上常用的有美托洛尔、比索洛尔等,这些药物就属于不能突然停用的药物。这些药物如果突然停用会因大量代偿增生的β受体引起交感神经兴奋性极度增强,从而导致血压突然升高,心率加快,心肌耗氧量增加和心律失常发生。如果同时合并冠心病,这种突然停药尤其危险,甚至可诱发急性心肌梗死或猝死,因此,如果要考虑停用β受体阻滞剂类药物,则应逐渐减量,直到完全撤除。

不能突然停止使用的另一类降压药物属于中枢交感神经抑制剂,常用的药物有可乐定、甲基多巴等,这类药物在很多复方降压药物中含有比如说复方降压零号,复方降压胶囊中。如果长期服用上述药物而突然停药,即可出现所谓的反跳现象。临床上表现为血压升高、神经过敏、焦虑、不安、震颤、恶心、出汗、失眠、心率快等,并可出现快速性心律失常。严重者可发生急性心肌梗死、高血压脑病,甚至猝死。因此在停用上述药物时,应在医生指导下进行,逐渐减量,慢慢停用。

98 感冒后停用降压药物

? 认知误区

高血压患者如果得了感冒,就应该停用降压药。

正解与忠告

有些患者在患了感冒后会发现自己的血压有升高或下降的现象,因此就对患病期间是否服降压药感到迷茫。人体患感冒时血压客观上就会有升高或降低的现象,因人而异,这和药物本身无关。此时可以仔细测量血压,针对个人血压的变化来调整药物量。但千万不要贸然停药,因为人体在感冒发烧时抵抗力弱,如果血压状况不佳,更容易诱发脑梗死和脑出血等意外。

99 夏天可以不用降压药

? 认知误区

夏天气温升高,人的血管就扩张了,血压也会降低,因此,到了夏天,高血压患者不用服用降压药。

正解与忠告

一般情况下,血压也会随季节发生变化,夏季天气炎热,血管扩张,血压也会比平时低,这时降压药的量可以适当减量;反之,

冬天应适当增加剂量。

夏天天气炎热,有些患者即使不服降压药,血压水平也比冬春季低一些,甚至有的患者可能血压明显低于 140/90 毫米汞柱。这些患者每到夏天,就"主动"停服降压药。

要知道,降压药只能长期控制血压,如果停服降压药,血压又要再升高,这样反复升高最终将导致病情恶化。正确的做法是当血压降到正常范围后,寻找一个维持量长期坚持服用下去,必要时可在医生指导下调整用药方案,但不可以轻易停用降压药物。夏天血管容易扩张,有些患者的血压比较容易控制,但这些患者还是需要服降压药的。如果不监测血压,就在夏天盲目减药或停药是错误的。绝大多数的高血压患者需要长期服药才能将血压控制在满意的范围内,不能轻易地自行停药。同时,平时还需要改变不良生活方式。

总之,夏天能停药或减药只适用于部分患者,而且限于在严密观察下谨慎地试探性减药,停药往往是不妥的。

100 长期吸烟不会影响降压效果

❓ 认知误区

我爱抽烟,自从得了高血压,我按时服药,血压控制还行,抽烟应该不会影响降压效果。

📄 正解与忠告

"吸烟有害健康"虽然是一句众所周知的健康警示语,但很多人把它理解的太局限了,以为吸烟主要就是对肺部造成伤害。其实,据统计,在吸烟有关的死亡中,心血管疾病大约占 33%,肺癌占 28%,呼吸系统疾病占 22%,除肺癌外的其他癌症至少占 7%。吸烟者更多的是死于心血管疾病,而不是肺病。

很多人可能不理解,吸烟者把烟直接吸入到肺中,怎么会跟高血压等心血管疾病联系在一起呢？

　　我们不妨从一支烟被人吸入体内开始说起。吸烟者每吸入一支烟，烟中的烟焦油、一氧化碳、氨及芳香化合物等有害成分，会进入体内，长期吸烟会逐步造成机体内皮细胞受损，心率增快，肾上腺素分泌增加，使血压暂时性升高。此外，香烟中的化学成分具有收缩血管等作用，继而导致血压升高。

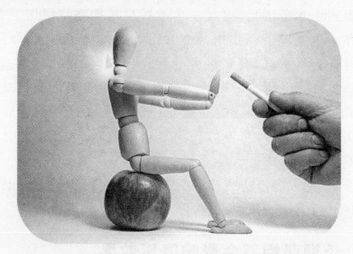